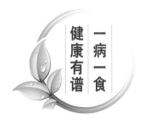

一病一食
健康有谱

高血压
一餐 2克 盐
美味食谱

U0188385

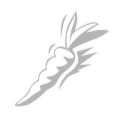

总主编——季 光

编 著——沈红艺 阮 洁 杜 沛

主 审——严世芸

上海科学技术出版社

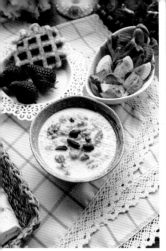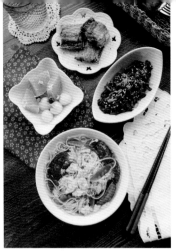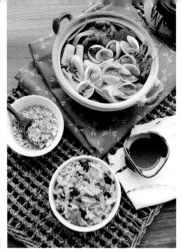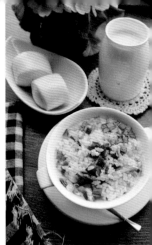

图书在版编目（CIP）数据

高血压一餐2克盐美味食谱/沈红艺，阮洁，杜沛编
著．—上海：上海科学技术出版社，2016.1
（一病一食，健康有谱/季光总主编）
ISBN 978-7-5478-2784-0

Ⅰ.①高… Ⅱ.①沈… ②阮… ③杜… Ⅲ.①高血
压－食物疗法－食谱 Ⅳ.① R247.1 ② TS972.161

中国版本图书馆 CIP 数据核字（2015）第 201017 号

高血压一餐2克盐美味食谱
总主编　季　光
编　著　沈红艺　阮　洁　杜　沛
主　审　严世芸

上海世纪出版股份有限公司
上海科学技术出版社　出版
（上海钦州南路 71 号　邮政编码 200235）
上海世纪出版股份有限公司发行中心发行
200001　上海福建中路 193 号　www.ewen.co
浙江新华印刷技术有限公司印刷
开本 787×1092　1/16　印张 16.75
字数：250 千字
2016 年 1 月第 1 版　2016 年 1 月第 1 次印刷
ISBN 978-7-5478-2784-0/R・979
定价：55.00 元

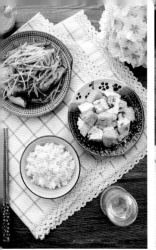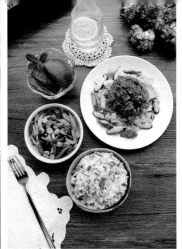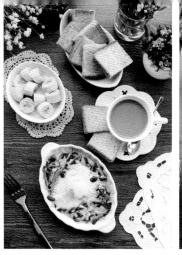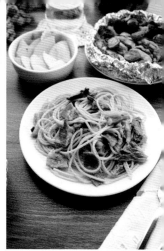

内容提要

　　本书关注高血压"发病率增高，控制率极低"的现状，以降低高血压发病风险、有利于高血压控制为目标，以"清淡饮食标准化，低盐食谱美味化"为设计理念，以"一餐食盐量为 2 克、三餐控制在 6 克"为食谱设计标准，在亚洲传统膳食结构和饮食习惯的基础上，结合现代营养学平衡膳食原则，用心创作了 80 多款低盐美味食谱，读者只要"照本宣吃"，就能轻松减盐，轻松降压！

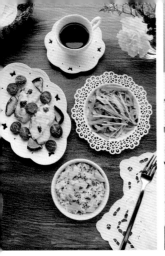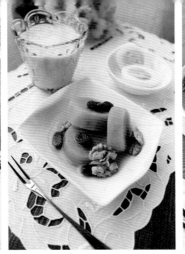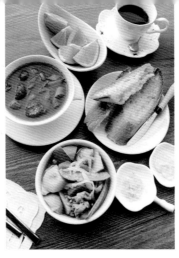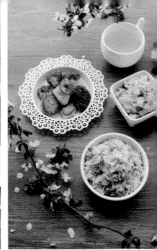

编委会名单

总主编

季 光

编 著

沈红艺 阮 洁 杜 沛

主 审

严世芸

编 委

（以姓氏笔画为序）

卫 岚　王长生　王冰心　朱明哲　刘 霞

李中平　吴克瑾　陈 婷　陈虹如　陈高敏

陈基施展　顾翠英　翁怿辰　郭 锋　郭晶磊

高海蓉　惠 青　谢 燕

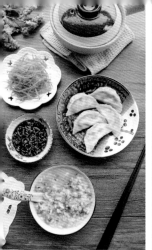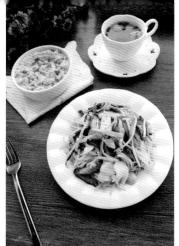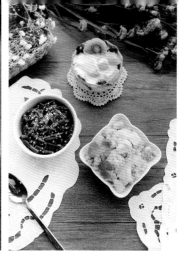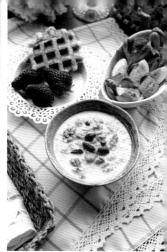

前　言

　　全球每年约有 700 万人死于高血压，约 15 亿人受到高血压的影响。近 10 年来，我国高血压的患病率增长了 31%，而且这一趋势仍会延续，短时期内不太可能出现逆转。据统计，我国高血压患者估计已超过 2 亿，而且随着生活方式的改变，高血压已经不是中老年人的"专利"，二十多岁的年轻人甚至儿童患高血压者也不少见。但令人担忧的是目前我国高血压的控制率极低，只有不到 10%，90% 的人不知道自己患有高血压，或者患了高血压没有接受治疗。

　　那么，什么是引起高血压的罪魁祸首呢？国内外大量的研究结果表明，超重、肥胖、重口味（多盐）者往往都是高血压病的"高危人群"。

　　据调查，"盐敏感性高血压"约占高血压患者的 1/3。因此国际上倡导高血压和心脑血管疾病患者每天食盐摄入量应控制在 4 ～ 6 克。令人担忧的是，青少年正在成为未来高血压患者的"预备军"。2010 年美国心脏病学会年会上报告说，如果每天少吃 3 克盐，青少年患高血压的概率将降低 44% ～ 63%，而且在他们 35 ～ 50 岁期间，患高血压的概率将比不控盐的同龄人低 30% ～ 43%。青少年是盐的主要消费人群，每人每天平均摄入 9 克盐，摄入的食盐中约 80% 来自被加工的食品，其中 1/3 以上来自面包和糕点等食品。

　　本书关注高血压"发病率增高，控制率极低"的现状，以降低高血压发病风险、有利于高血压控制为目标，以"清淡饮食标准化，低盐食谱美味化"为设计理念，以"一餐食盐量为 2 克、三餐控制在 6 克"为食谱设计标准，在亚洲传统膳食结构和饮食习惯的基础上，结合现代营养学平衡膳食原则，用心创作了 80 多款低盐美味食谱，读者只要"照本而食"，就能轻松减盐！

　　本书倡导的减盐口号是：从今天开始！从家人开始！从青少年开始！

编著者

2015 年 6 月

目录

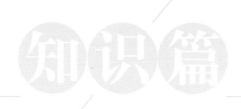

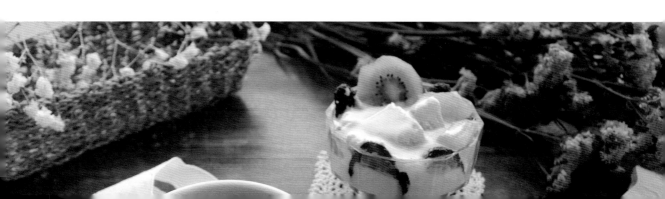

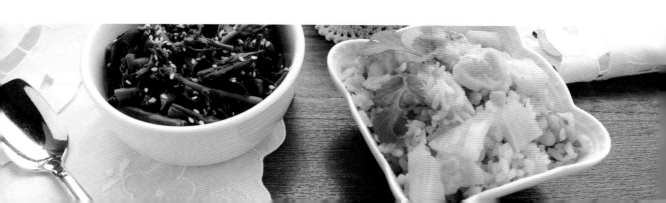

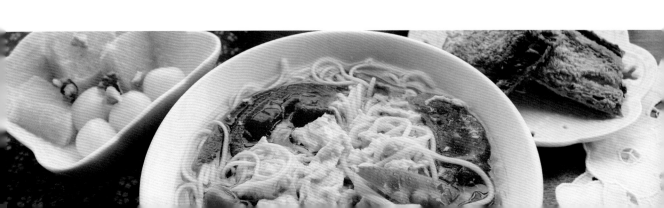

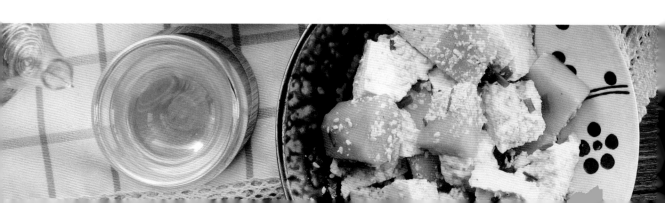

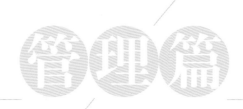

管理篇

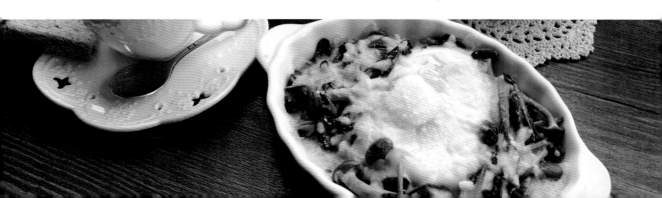

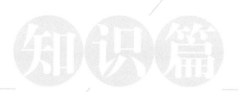

什么是高血压？

高血压为什么被称为"沉默杀手"？

高血压的发生与哪些因素有关？

盐，我们该保持怎样的距离？

我们该如何减盐？

什么是高血压？

概　念

高血压，也称血压升高，是血管持续受到较高压力时出现的一种疾病。在未使用降压药物的情况下，非同日 3 次测量血压，收缩压 ≥ 140mmHg 和（或）舒张压 ≥ 90mmHg，即可诊断为高血压。收缩压 ≥ 140mmHg 和舒张压 ＜ 90mmHg 为单纯收缩期高血压。患者既往有高血压史，目前正在使用降压药物，血压虽然低于 140/90mmHg，也诊断为高血压。

这里需要注意的是，收缩压和舒张压只要一项超标即是。

例如：一个人安静时的收缩压和舒张压分别为 120mmHg 和 95mmHg，尽管收缩压属正常范围，但因为他的舒张压大于 90mmHg，所以仍被诊断为高血压。

高血压的分类

根据收缩压和舒张压的变化，高血压还被分成不同的等级。

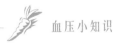

高血压的分类

表 1　18 岁以上成人血压水平的定义和分类表

分　类	收缩压（mmHg）		舒张压（mmHg）
正常血压	＜ 120	和	＜ 80
正常高值血压	120 ～ 139	和（或）	80 ～ 89
高血压	≥ 140	和（或）	≥ 90
1 级高血压（轻度）	140 ～ 159	和（或）	90 ～ 99
2 级高血压（中度）	160 ～ 179	和（或）	100 ～ 109
3 级高血压（重度）	≥ 180	和（或）	≥ 110
单纯收缩期高血压	≥ 140	和	＜ 90

血压小知识

什么是"收缩压"和"舒张压"？

测量血压时，一般会得到"高压"和"低压"两个值，所谓"高压"就是收缩压，而"低压"则是舒张压。为了把血液输送到身体的各个部位，我们的心脏会像水泵一样一张一收，24 小时不停地工作。

当心脏收缩时，血液会被压送至动脉，此时对血管产生强大的压力，期间的最高值就是我们常说的"收缩压"或者是"高压"，而在血液被送出后，心脏会舒张，并通过肺等脏器将血液收回，此时血压会变低，期间最低值就是"舒张压"或者"低压"。

心脏运动和血压的关系

（将血液送出）　　（将血液收回）

两者差值
即脉压差

收缩期血压最高值　　舒张期血压最低值

※ 注意："高压"和"低压"，并不是"高血压"和"低血压"。

高血压为什么被称为"沉默杀手"？

高血压常被称为"沉默杀手"（silent killer），因为很多患者平时是没有明显的自觉症状，但是，没症状并不等于没危险，要知道高血压患者一旦出现症状，那往往就是危及生命的可怕疾病！

高血压易引发的疾病

与水压升高会使水管破损的原理相同，高血压也会使血管受伤，而受伤的血管壁上更容易黏附胆固醇使血管变窄，而变窄后的血管会影响血流、形成血栓，进而引发脑梗死、缺血性心脏病、心肌梗死等疾病，时间久了还可能引起高血压性网膜症、肾功能低下、肾功能不全、糖尿病、下肢动脉硬化等并发症。更糟糕的是，高血压还可能使动脉突然破裂，引发脑出血等危及生命的重症。

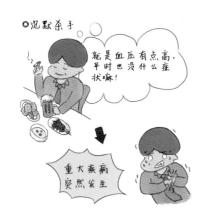

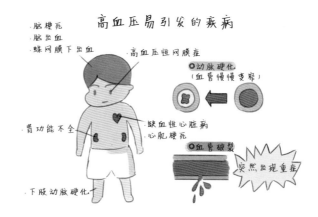

 血压小知识

高血压的疑似症状

- 肩痛
- 潮热
- 耳鸣
- 头痛（头后部）
- 鼻出血等

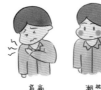

当出现这些症状时，就更需要引起警戒，关心一下自己的血压了！

高血压的发生与哪些因素有关？

高血压的发病因素很多，一般原发性高血压被认为与遗传因素和环境因素有着密切的关系。

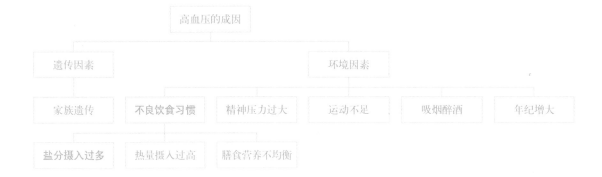

遗传因素

调查显示在父母双方都有高血压的家庭中，子女患高血压者占 50%；在父母单方有高血压的家庭中，子女患高血压者占 25%。可见高血压确实与遗传相关，但是遗传的并不是高血压症，而是易患高血压的体质。

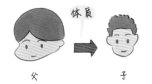

环境因素

不良饮食习惯

○盐分摄入过多

盐分过多摄入会使血液中的钠元素增多，为了稀释钠，血液中会涌入大量的水分，血液量增大后会使血压上升。医学研究显示，高盐饮食不仅是高血压的独立危险因素，还是高血压的主要加重因素。所以，预防和治疗高血压都必须严控盐分的摄入量。

○热量摄入过高

热量过高摄入容易引起肥胖，而在为肥胖的全身输送血液时，心脏需要提供更大的压力。

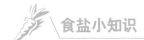食盐小知识

食盐与钠的关系

食盐的主要成分是氯化钠（NaCl），而其中钠和氯的占比分别为 40% 和 60%，需要注意的是和血压密切相关的是钠离子，而非氯离子。

○膳食结构不均衡

•蛋白质摄入过多：蛋白质代谢所产生的有害物质会引起血压波动。

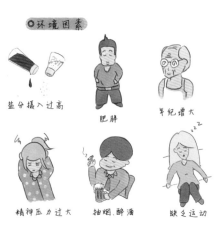

• 脂肪、胆固醇摄入过多：长期高脂、高胆固醇饮食易导致高脂蛋白血症，脂质的沉积还会加重高血压。

• 糖分摄入过多：高浓度状态下的血糖会因机体利用不全，经肝脏转化为脂类物质，所以高糖饮食不仅会使血脂水平升高，还会使血管因脂质的沉积受损变硬，增加高血压合并冠心病的发病率。

年纪增大

随着年纪的增大，血管和内脏器官会出现老化，血压也会因此升高。

精神压力过大

精神压力过大会对自主神经和激素产生影响，进而影响血压。

吸烟醉酒

吸烟会使血管收缩，导致血压急速上升，长期醉酒还会导致血管硬化。

运动不足

运动不足会降低血压的调节功能，另外还容易导致肥胖进而影响血压。

表 2　中国人平均正常血压参考值（mmHg）

年龄（岁）	收缩压（男）	舒张压（男）	收缩压（女）	舒张压（女）
16~20	115	73	110	70
21~25	115	73	110	71
26~30	115	75	112	73
31~35	117	76	114	74
36~40	120	80	116	77
41~45	124	81	122	78
46~50	128	82	128	79
51~55	134	84	134	80
56~60	137	84	139	82
61~65	148	86	145	83

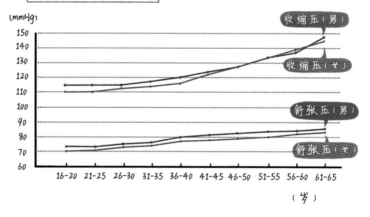

● 血压的年龄推移

看到这里，你可能已经发现，在高血压的诸多成因中，和我们日常生活最密切相关的应该就是饮食了，而其中控盐显然已是我们必须面临的一个饮食新课题。

盐，我们该保持怎样的距离？

盐和人类生命活动的关系

食盐的主要成分是氯化钠（NaCl），它是我们日常生活中最常用的一种调味品，也被称作"百味之王"。但是，盐的作用绝不止此，它还是我们人体组织中的基本成分之一，对维持人体的正常生理活动起着非常重要的作用，比如它可以让我们保持正常的体温、维持体液的酸碱平衡和细胞的渗透压……但是，盐分的摄入并不是越多越好，

正常人以一天 3 ~ 10g 盐为宜，一旦身体对盐的需要量得到满足，血液就会将多余的盐分送到肾脏排出体外。因此，盐过多摄入首先会加重肾脏的负担。

高盐饮食与高血压的关系

高盐饮食，会让血液的含盐（钠）量上升，为了让血液中的钠盐浓度恢复正常，身体会自我调节，水分会不停往血管内渗透，这时

血液量会变多，而负责血液循环的心脏就要加倍工作不停推动血液，此时血压就会升高，出现所谓的"高血压"状态。

这个状态如果持续的话，不仅会给心脏增加负担，还会危及血管，由于血液量不断增加，血管会变得肥大、失去弹性、甚至变硬……久而久之动脉开始硬化，心肌梗死、脑卒中等可怕的疾病就开始向你走近了。

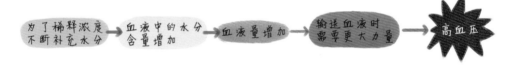

● 盐分摄入过多的话，血液中的钠会增加

为了稀释浓度不断补充水分 → 血液中的水分含量增加 → 血液量增加 → 输送血液时需要更大力量 → 高血压

小资料

推荐每日摄盐量

钠盐的摄入量与高血压的患病率的关系最早是由美国学者 Dahl 在 1960 年发现并提出的，他通过用含盐量不同的食物喂养大鼠的试验，发现钠盐的摄入量与高血压的患病率间可能存在正比关系。1988 年发表的 WHO-MONICA 协作研究的结果进一步证明了钠盐摄入和高血压的正比关系，通过 24 小时尿排钠量与血压监测，发现每天钠排出量下降 100mmol，收缩压则下降 3 ~ 6mmHg。根据 WHO 进行的 3 项新的系统性回顾发现，高钠饮食人群（平均每天钠摄入量为 3.79±0.61g）平均每天减少 1.74±0.58g 钠的摄入，或者将原来的钠总摄入量降低 44.7%，静息收缩压可下降 3.39mmHg，静息舒张压可下降 1.54mmHg，而动态收缩压可下降 5.51mmHg，动态舒张压可下降 2.94mmHg。如今控盐这项措施已占据高血压非药物治疗的首要位置。

随着对食盐与血压关系的认识逐渐加深，世界各国的居民膳食指南也逐渐注重控盐量的细化。2012 年 WHO 发布的《指南》中推荐成人钠摄入量为每日 2g，即每日 5g 盐，而《中国居民膳食指南》推荐成人每日摄盐量小于 6g。

中国人的食盐摄入现状

2002 年中国居民营养与健康状况调查资料显示，我国居民平均每人每天食盐的摄入量为 12g，2 倍于膳食指南的推荐量。引发慢性病的危险仍然存在，倡导清淡少盐的膳食已经成为当务之急。

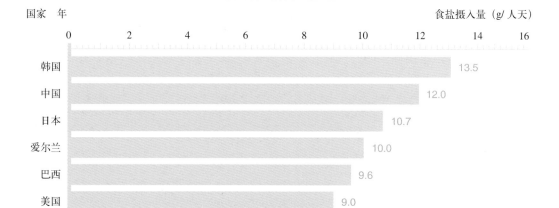

部分国家人群食盐摄入量

国家　年	食盐摄入量（g/人天）
韩国	13.5
中国	12.0
日本	10.7
爱尔兰	10.0
巴西	9.6
美国	9.0
加拿大	9.0
芬兰	9.0
英国	8.6

注：数据来自 WASH 网站 http//:www.worldactiononsalt.com、WHO2006 年《人群减少钠盐摄入的技术报告》、WHO2010 年《建设减盐支持性技术报告》。

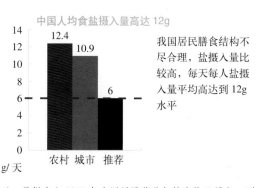

我国居民膳食结构不尽合理，盐摄入量比较高，每天每人盐摄入量平均高达到 12g 水平

注：数据来自 2002 年全国居民营养与健康状况调查、《中国居民膳食指南（2007 版）》推荐。

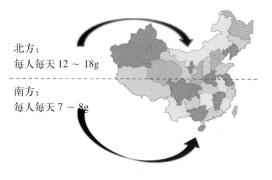

北方：
每人每天 12～18g

南方：
每人每天 7～8g

注：数据来自《中国高血压指南》（2005 年修订版）、Report of a WHO Forum and Technical meeting 5-6 October 2006, Paris, France。

7

我们该如何减盐？

试着做一下！看看你的饮食是否"高盐（钠）"了？

- ☐ 你是"汤司令"吗？每餐都要喝上一碗浓浓的汤？
- ☐ 喜欢各种腌制加工食品？火腿、香肠、鱼丸、鱼豆腐……
- ☐ 家里常备各种"下饭菜"？酱瓜、榨菜、咸菜、咸蛋……
- ☐ 经常在外就餐，或者喜欢在外就餐？
- ☐ 和米饭相比，菜吃得更多？
- ☐ 喜欢并常吃各种熟食和速制食品？
- ☐ 吃面时，至少要喝掉一半的汤汁？
- ☐ 喜欢各种盖浇饭？喜欢菜汤拌饭？
- ☐ 喜食鳗鲞、咸鱼、虾干等咸味海鲜干货？
- ☐ 喜欢吃牛肉干、猪肉脯、蜜饯等零食？

以上，只要有 1 条打钩，你就要注意啦！

这 10 条的共同点就是饮食习惯中盐分摄入过多。适宜下饭或下酒的食物，一般含盐量都比较高，熟食店出售的各种熟菜更是调味浓重……

所以，低盐饮食的第一步，从审视自己的饮食习惯开始。

减盐，要慢慢来！

要一下子把自己的饮食习惯扭转过来，一步到位地进行"减盐"，是件很难坚持的事。已经习惯了重盐口味的舌头会无法适应，有的甚至会因为失去了美食的乐趣而变得情绪低落甚至焦虑抑郁。但凡做起来痛苦、没有乐趣的事情往往都很难持续，所以我们建议，减盐可以一步一步来，刚开始的时候可以在三餐中的一个菜上做减盐改良，然后慢慢扩展到整体减盐。当然即使这样也需要多花些功夫，比如通过增加菜肴的风味来弥补减盐的口感缺失……直到有一天，当你发现外面餐馆的菜肴，或者以前喜欢的熟食怎么变得这么咸？这个时候，就该恭喜你了，说明你现在的舌头基本已经适应低盐饮食了（我们的味蕾一般需要 6～8 周的适应期）。

总之，健康减盐，不应该剥夺享受美食的快乐！让我们慢慢来！

成功减盐十大要点

减盐，要持之以恒，养成习惯，仅凭几分热度坚持个一两天，那是毫无意义的。为了让大家能够轻松、快乐地实现"低盐"饮食，我们特地归纳了十大注意要点，希望能够帮助到你。

1 不要单独依赖咸味

咸＝鲜，很多人都认为盐放少了菜不好吃，其实这是一个对味觉认知的缺失。美味实际上是咸味、鲜味、甜味、酸味、苦味在味觉上达到一种平衡时呈现出来的一种美好感觉。所以，不要过分依赖咸味，醋、柠檬的酸味，糖、蜂蜜的甜味，花椒、桂皮等大料的香味，葱、姜、大蒜、辣椒、咖喱等的辛辣，包括食材自身的鲜美都可以在减盐的同时形成另一种美味的平衡。

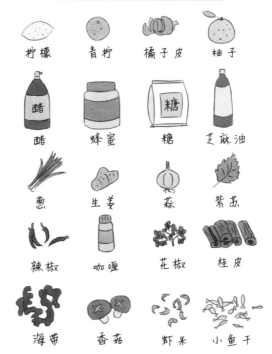

用调味料丰富减盐后的菜肴

柠檬　青柠　橘子皮　柚子

醋　蜂蜜　糖　芝麻油

葱　生姜　蒜　紫苏

辣椒　咖喱　花椒　桂皮

海带　香菇　虾米　小鱼干

2 养成称量好习惯

烹饪低盐料理的另一个关键就是称量。在使用调料时，单凭自己的肉眼估量很容易过量，所以，建议尽量使用量具。刚开始时，可能会觉得麻烦，但是一旦习惯养成则会变得意外的轻松。渐渐地你也会发现自己已经变成了只用一点点调料也能做出美味佳肴的料理高手。

3 吊出食材鲜味的烹饪法

用极少的盐做出美味佳肴的关键，不仅仅在掌握活用各种调料来弥补减盐后的口感缺失，更要设法去激活食材本身的鲜美。比如用食材熬制高汤来提鲜，用刀法改变食感，用当季时蔬配菜等。

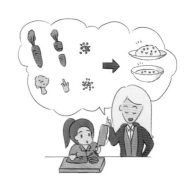

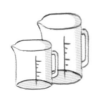

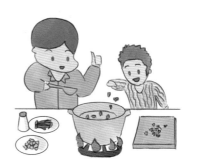

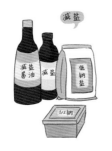

4 多用减盐调料

市售的各种减盐、低盐调料的含盐量要低于传统调味料，如低钠盐、薄盐生抽等。但是使用时仍要注意控量，加多了就失去减盐的意义了。

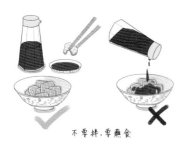

不要拌，要蘸食

5 不要拌而要蘸

有些人会习惯性地在烹饪完成后浇上酱油调味，这样往往会导致盐分过多摄入，建议用蘸食法替代。为了方便控盐，还可以在蘸碟里浇上几滴麻油。

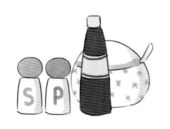

6 把盐瓶、酱油瓶从餐桌上撤掉

抬手就能拿到的东西往往会被频繁使用，所以，建议餐桌上不要摆放调味用的盐瓶和酱油瓶，这对帮助控盐也很重要。

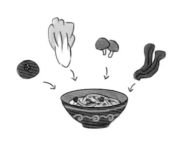

7 少喝汤多吃菜

再清淡的汤，喝多了盐分一样会摄入过多，所以，不建议大量喝汤，而在做汤品时，则建议水和盐要少加，蔬菜则要多放。

减盐失去了意义！

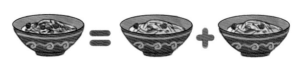

高盐的汤　＝　低盐的汤　＋　低盐的汤

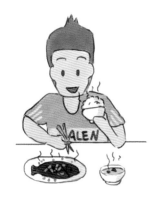

8 菜肴趁热吃

美味的体验和温度密切相关,一般菜肴冷却后会损失香气且味道变淡,所以,低盐的菜肴请一定趁热食用,让食材的美味最大限度地发挥。

9 营造温馨愉悦的用餐环境,全家一起来减盐!

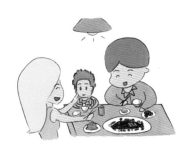

中国人对食物自古就讲求色香味俱全,所以,除了味道,漂亮的配菜摆盘,好看的餐具桌布,都会为菜肴增色加分。另外,每天都要为家里的某个成员做一份低盐的特别料理是件很麻烦的事,不容易坚持。本书中的菜谱都是在家常食谱的基础上做的改良,低盐而美味,适宜全家共同享用。对高血压与患者而言是治疗,对健康人群则是预防,对小孩子来说更是可以从小养成清淡饮食的好习惯。

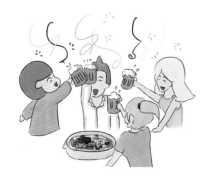

10 尽量减少在外用餐和熟食的食用

一般餐馆的菜肴和市售的熟食盐分含量都比较高,像鱼肠、火腿、香肠等都是高盐食物,建议尽量少食。而在外用餐时,更应该在点菜和吃法上斟酌。

外出就餐时的减盐秘诀

随着生活水平的提高和生活节奏的加快，外出就餐已经成了现代人的一种生活方式。但是，要知道这些美味佳肴往往也正是重油重盐的重灾区。那么我们在外享用美食的时候又该注意些什么呢？

秘诀①

要了解自己喜欢的、经常点的菜肴的含盐量和热量，便于随时做出选择和调整。

例如：午餐在外点了 A 和 B 两个菜，A 菜用盐 2g，B 菜用盐 1g，那么吃的时候你可以把 A 菜留下 1/3，B 菜留下 1/2，这样一餐的盐分就可以控制在 2g 以内。如果想全部吃完也没关系，但是要记住，晚上要把那多吃掉的 1g 盐退回来，很简单，晚上就可以选择些清淡的低盐低热量的餐食自行调整了。

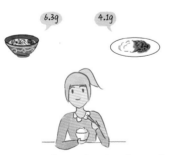

了解自己常吃菜肴的含盐量和热量

秘诀②

吃菜的时候尽量把酱汁留下来，以便减少盐分的摄入。

秘诀③

吃面的时候，汤汁只喝一半，或者不喝，要知道留下一半的汤汁，相当于减少了 40% 的盐分。

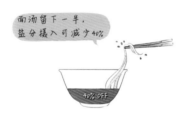

吃面时把汤留下来

面汤留下一半，盐分摄入可减少40%

秘诀④

饭店送的酸豆角、酱菜等开胃菜，尽量少吃或不吃。

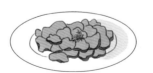

秘诀⑤

吃煎烤菜肴时，可用柠檬调味，尽量少用酱料。

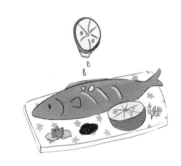

秘诀⑥

尽量选择在熟悉的餐馆就餐，作为"老客人"可以任性地向老板提出低盐少油的特殊要求。

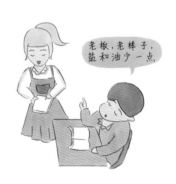

老板，老样子，盐和油少一点

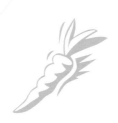

食谱阅读说明

美食篇

1. 手机视频，生动直观

为了使读者对菜肴的制作有更直观的了解，本书为部分食谱拍摄了精美的小视频，读者可以用手机扫一下菜名前的二维码进行观看。

重油炒面

盐
4.03
g

传统配方（2 人份）：

干面条 200g、猪肉丝 80g、白菜 60g、胡萝卜 40g、小葱 20g、A 料【盐 3g、生抽 20ml、老抽 7ml】、植物油 15ml。

做法：

1）白菜、胡萝卜切丝，小葱切成 5cm 长小段，面条煮熟后捞出抻松。

2）油入锅加热后倒入猪肉丝和①中的白菜丝、胡萝卜丝煸炒断生。

3）倒入①中煮熟的面条，加 A 料翻炒至面条均匀上色，放入葱段翻炒拌匀即可。

热量（kcal）	424.96	蛋白质（g）	18.68
脂肪（g）	11.16	碳水化合物（g）	63.82
盐（g）	4.03	膳食纤维（g）	1.34
胆固醇（mg）	37.20		

热量
521.40
kcal

盐
0.80
g

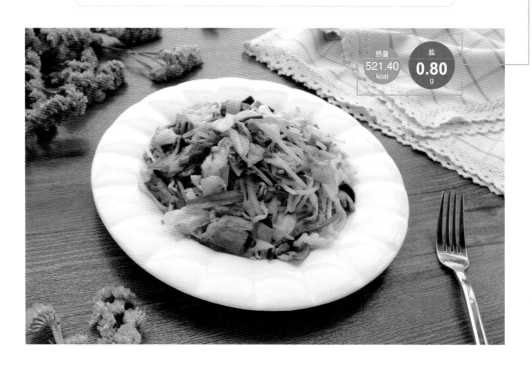

家常菜的减盐新做法

配料丰富的轻盐炒面

热量（kcal）	521.40	蛋白质（g）	15.50
脂肪（g）	29.30	碳水化合物（g）	52.00
盐（g）	0.80	膳食纤维（g）	2.98
胆固醇（mg）	46.40		

原料（2人份）：

【干面条135g，植物油5ml】、【猪五花薄片100g，植物油5ml】、卷心菜100g，豆芽80g，洋葱50g，韭菜40g，胡萝卜20g，干香菇5g，植物油10ml，A料【生抽30ml，胡椒粉少许】。

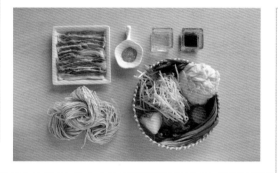

做法：

❶ 五花肉切成5cm长小块，香菇水发后切片，卷心菜切成小块，豆芽去除尾根，洋葱、胡萝卜切丝，韭菜切断。

❷ 面入沸水锅中煮沸后捞出，加油（5ml）拌匀抻开。

❸ 油（5ml）入锅中加热后放入五花肉煎炒，待肉片煎至吱吱冒油时倒入①中的洋葱丝和香菇丝，煸炒出香味后倒入卷心菜块、胡萝卜丝和豆芽，待蔬菜变软后倒入一半的A料调味，加韭菜略炒后盛出。

❹ 将②中抻松的面条倒入③的底锅中略炒，加剩余的A料调味，并将1/3的③倒入一起翻炒，出锅后装盘，上面再添盖上2/3的③即可。

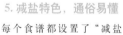
减盐 POINT

< 焦脆 > 油煎过的五花肉带有微微焦脆，鲜香的味道无需过多调味。

< 拌入 > 部分配菜最后拌入面中，可使炒面的咸鲜味更有层次感，有效控盐。

< 装盘 > 将菜堆放在面上，可以更好地提高食欲。

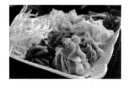
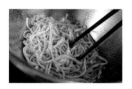
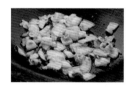

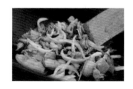
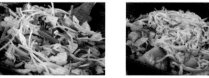

※ 为了确保健康食谱充分发挥其营养功效，并保持其美味，请按照书中标明的食材种类和重量认真选材，精确称重后烹饪。本节提供的食谱，符合亚洲传统健康饮食原则，具有普适性，因而也适合您的家人一起享用。

十大降压食材及应用菜谱

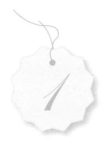

豆　腐

豆腐，不仅保留了大豆的各种营养成分，而且更容易被人体消化吸收，属于公认的健康美味食材。其中不饱和脂肪酸、镁、钾、钙等元素具有良好的降压功效，丰富的蛋白质可降低血液中的胆固醇含量，缩氨酸可抑制血压上升，卵磷脂可延缓细胞衰老，皂苷和异黄酮可预防动脉硬化，而低聚糖则可防止血糖的急速上升……营养价值极高的豆腐，尤其适合高血压人群食用。

高血压的人吃什么样的豆腐最好？

南豆腐？北豆腐？内酯豆腐？绢豆腐？

自古以来，国人一直为豆腐的发明而自豪。谁不知道，南豆腐用石膏，北豆腐用卤水，上等的豆腐，清淡微苦，豆香浓郁，软而不散，营养丰富。40多年前，有许多专卖豆腐的个体经营者挑着担子，走街串巷叫卖热气腾腾的豆腐，现在都是工厂流水线上生产出来的。超市里的豆腐品种繁多，名称也纷纷换成了"木棉豆腐""绢豆腐""内酯豆腐"等。

这些新产品的奥妙之一，就是抛弃了老一代的卤水和石膏，改用葡萄糖酸内酯作为凝固剂，添加海藻糖和植物胶之类物质保水。出品率是高了，质地是细腻了，口感是水嫩了，苦味是没有了，但是，这些"洋风"产品，真的比传统豆腐营养更好吗？

要回答这个问题，还是先说说我们从豆腐里面想获

100g 豆腐的营养成分表

品种	钙 (mg)	镁 (mg)	蛋白质 (g)
南豆腐	116	36	6.2
北豆腐	138	63	12.2
内酯豆腐	17	24	5.0

得什么营养成分。豆腐的主要优势，一是提供植物性蛋白质，二是提供大量的钙。营养分析数据表明，100g南豆腐可以提供116mg钙，36mg镁，6.2g蛋白质；100g北豆腐可以提供138mg钙，63mg镁，12.2g蛋白质。

如果换成内酯豆腐呢？

100g内酯豆腐含钙17mg，镁24mg，蛋白质5.0g。为何其中的矿物质含量比北豆腐低得多？因为珍贵的钙和镁主要来自于石膏（硫酸钙）和卤水（氯化钙和氯化镁），而如今使用的葡萄糖酸内酯凝固剂既不含钙也不含镁。

尽管卤水豆腐通常有点

苦味，但这正是镁元素所带来的，镁是对心血管健康十分有益的一种元素，能帮助降低血压，降低动脉血管的紧张度，预防心血管疾病的发生，还具有强健骨骼和牙齿的作用。

可见，血压高的人还是选择传统制作的豆腐更为明智。

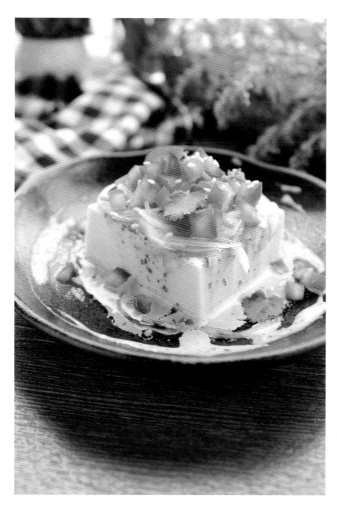

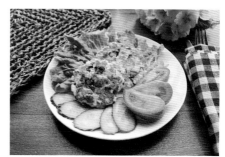

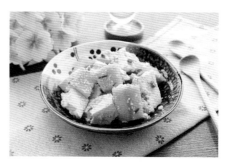

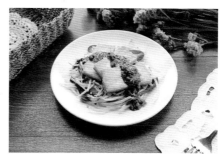

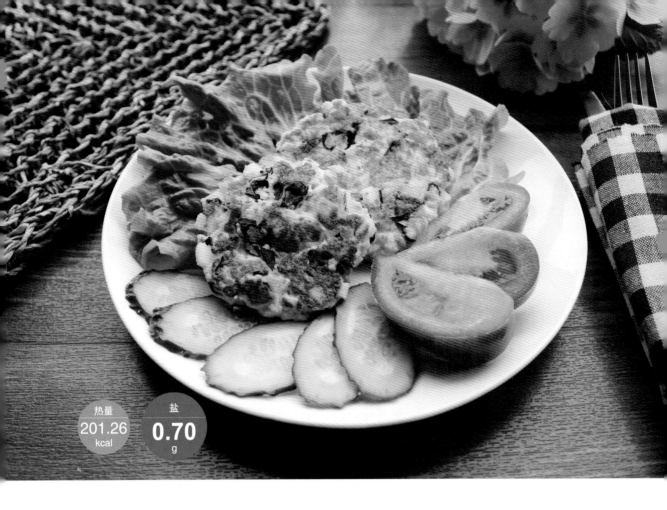

热量
201.26
kcal

盐
0.70
g

鲜虾山药豆腐汉堡 *趁热吃更鲜美*

原料（4 人份）：

老豆腐 400g、虾仁（10 个）100g、山药 40g、干香菇 5g、黑木耳 5g、A 料【山药泥 150g、蛋黄（2 个）60g、麻油 5ml、盐 2g、高汤粉 1g】、B 料【生菜叶若干片、黄瓜（1 根）150g、番茄（1 个）120g】、C 料【香醋 15ml、干辣椒 1 个、麻油 5ml】。

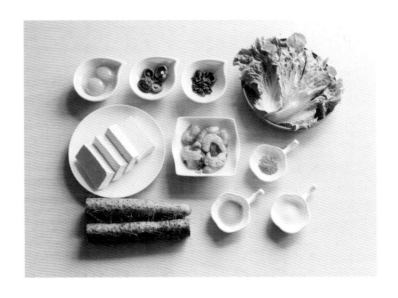

做法：

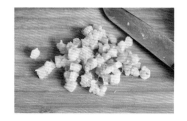

❶ 香菇和木耳温水泡发后切成细丝，虾仁挑去背筋粗粗切碎，山药切成块丁状。

❷ 将①中的豆腐捏碎后放入碗中，加 A 料拌匀后与① 中的香菇、木耳、虾仁、山药混匀，等分成 8 份并团成圆饼状。

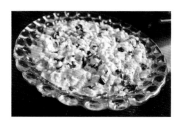

❸ 将②平放于加热后的平底锅中，先大火后小火煎烤，直至汉堡表面出现漂亮的焦黄色。

❹ 黄瓜切成薄片，番茄切成月牙块，和生菜一起放入盘中配饰，放上③，配上蘸料即可。

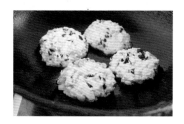

热量（kcal）	201.26	蛋白质（g）	18.12
脂肪（g）	10.57	碳水化合物（g）	9.84
盐（g）	0.70	膳食纤维（g）	3.30
胆固醇（mg）	226.50		

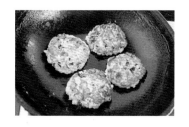

TIPS

山药泥可以用磨碗或磨板磋磨成泥。

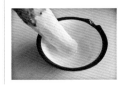 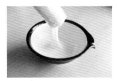 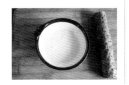

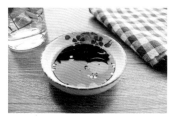

🥄 减盐 POINT

<鲜味和口感> 干香菇、虾仁、蛋黄等食材本身的鲜美，豆腐、木耳、山药（块和泥）等不同口感食材的完美组合，都是帮助此菜肴成功减盐的亮点。

<蘸料> 可配香醋和辣油蘸食，酸辣味可弥补低盐的口感缺失。

<焦香> 汉堡可以煎得偏焦香些，焦香风味有利控盐。

🥕 食材小知识

山药中所富含的钾元素可促进钠盐排出体外，对血压的控制十分有效，而山药中的黏液实际上是一种膳食纤维，被称为黏液素，它不仅可保护胃黏膜、提高肝肾功能，还能增加细胞活性，防止细胞老化。此外，山药中还有多种消化酶，对改善便秘、增强体力有着积极的作用。

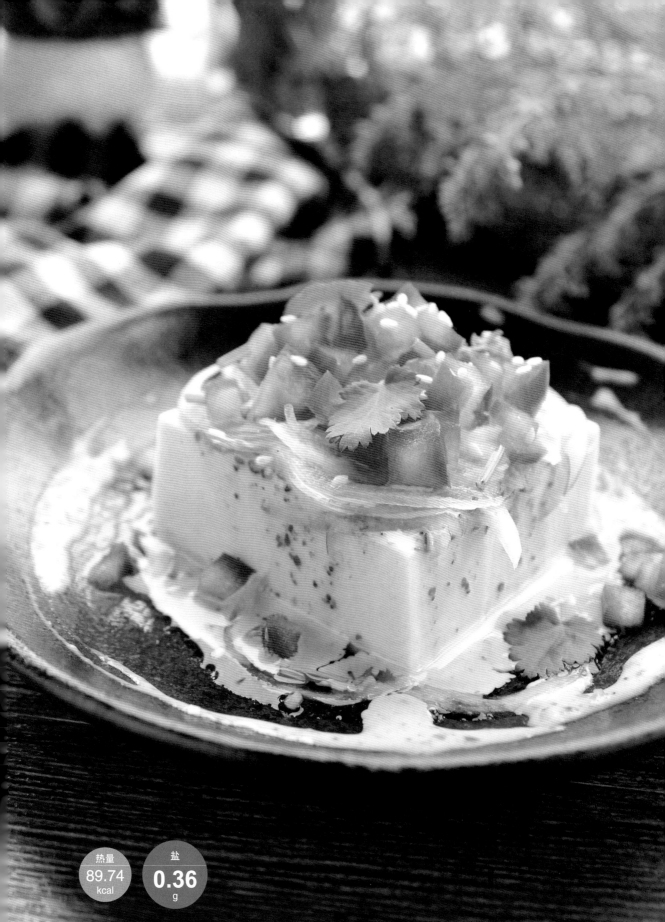

热量
89.74
kcal

盐
0.36
g

洋葱番茄拌豆腐 辛香爽口

原料（2 人份）：

绢豆腐 200g、洋葱 30g、番茄 30g、香菜末适量、A 料【薄盐生抽 6ml、芝麻味色拉酱 10g】、熟白芝麻 3g。

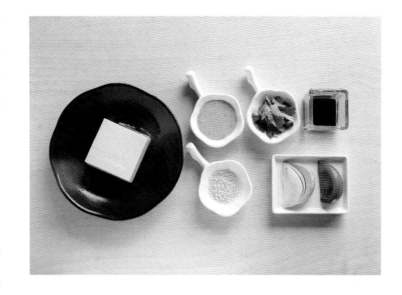

做法：

❶ 洋葱刨成细丝，番茄切成小丁。

❷ 豆腐装入餐盘，浇上 A 料，依次铺上①中的洋葱丝和番茄丁，撒上白芝麻和香菜末即可。

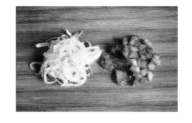

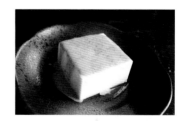

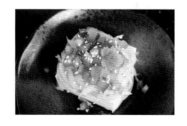

热量（kcal）	89.74	蛋白质（g）	5.75
脂肪（g）	4.72	碳水化合物（g）	6.79
盐（g）	0.36	膳食纤维（g）	0.81
胆固醇（mg）	0.75		

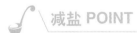 减盐 POINT

<辛辣> 生洋葱的辛辣在刺激味蕾的同时也降低了其对咸味的需求。

<鲜香> 市售的芝麻风味色拉酱中除了芝麻酱外，还含有香菇浓汁、麦芽糖液、酱油、醋、糖、蛋黄和各种香辛料，浓郁丰富的鲜香味可有效弥补减盐后的口感缺失。

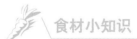 食材小知识

番茄中的钾元素可促进身体将钠盐排出，对稳定血压有着积极的作用。其丰富的茄红素、维生素 C、芦丁、维生素 A 等都具有良好的抗氧化作用，而适度的酸味还能帮助身体祛除疲劳。

TIPS

洋葱中富含多种保护心血管的营养素，如果想提升洋葱的降压功效，建议切开后不要入清水漂洗，因为其中的有效成分会在水中流失。

锦蔬香煎豆腐 用丰富的味道成功减盐

原料（2人份）：

老豆腐220g、植物油8ml、绿豆芽100g、韭菜50g、金针菇50g、红椒20g、麻油10ml、A料【黄酒10ml、盐0.6g、胡椒粉少量】、B料【薄盐生抽15ml、小葱末4g、蒜蓉4g、熟白芝麻（粗粗碾碎）3g、原味番茄酱3g、豆瓣酱2g、辣椒酱2g】。

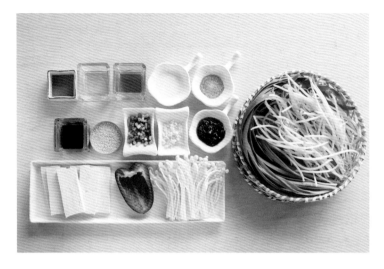

热量（kcal）	215.23	蛋白质（g）	12.41
脂肪（g）	14.02	碳水化合物（g）	11.53
盐（g）	0.83	膳食纤维（g）	2.46
胆固醇（mg）	2.56		

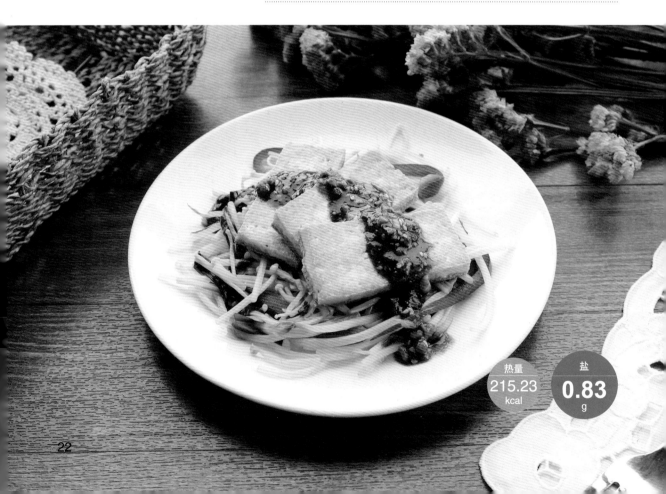

热量 215.23 kcal

盐 0.83 g

做法：

❶ 绿豆芽去根，韭菜和金针菇切成 4cm 长小段，红椒切丝。

❷ 豆腐切成薄片，用厨房纸巾吸去表面多余的水分，将植物油倒入锅中，加热后放入豆腐，两面煎黄取出。

❸ ②的锅不洗，倒入麻油加热后倒入①中所有蔬菜，快速翻炒后倒入 A 料调味。

❹ 将③装入盘中，放上②，浇上 B 料即可。

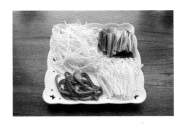
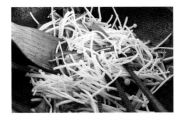
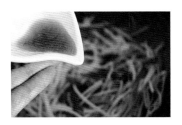

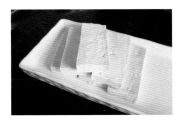

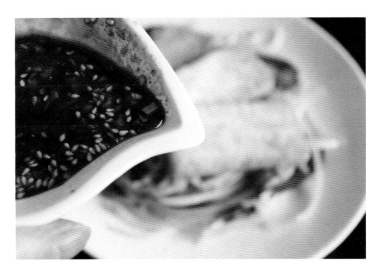

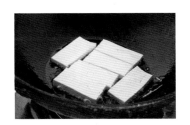

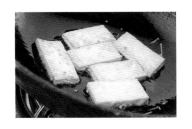

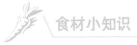 减盐 POINT

＜酱汁＞薄盐生抽中除了番茄酱、豆瓣酱和辣椒酱之外，还添加了辛香味重的蒜蓉、葱末和焦香浓郁的芝麻碎，口感丰富的酱汁使豆腐变得更加甘美，全然不觉盐分的缺失。

＜焦脆＞豆腐可适当煎得焦脆一些，焦脆的口感亦可降低味蕾对咸味的需求，建议趁热食用。

食材小知识

金针菇所富含的维生素 B_1、B_2 和烟酸可帮助热量代谢。其中维生素 B_2 有分解过酸化脂质的作用，过酸化脂质一旦在体内堆积，则容易引发高血压并发症中最危险的动脉硬化；烟酸有促进血液循环、降低血清脂质，使血液保持清爽的功能；金针菇中膳食纤维含量丰富，对改善便秘、清除肠内垃圾有着显著的作用。

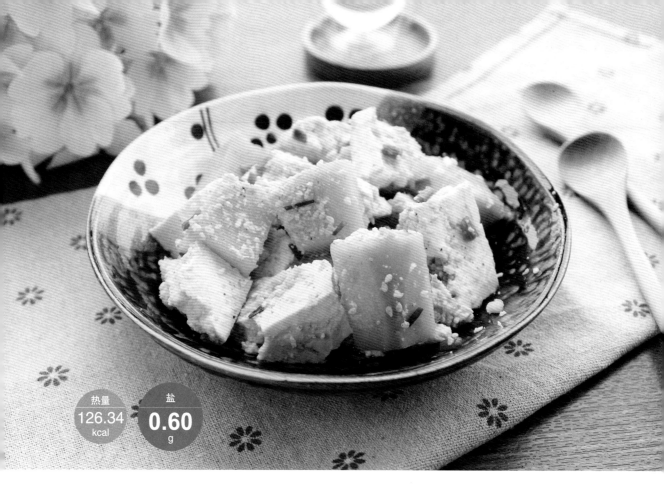

热量
126.34
kcal

盐
0.60
g

芒果芝麻拌豆腐

原料（2人份）：

木棉豆腐 100g、芒果 60g、A
料【薄盐生抽 10ml、麻油 10ml、
盐 1g、柠檬汁适量、胡椒粉适
量】、熟白芝麻 8g、小葱适量。

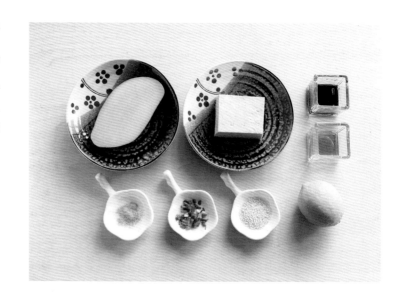

做法：

❶ 豆腐用手掰成小块，芒果去皮切成小块，芝麻粗粗碾碎。

❷ 将①中的豆腐和芒果在碗中混合，倒入 A 料拌匀。

❸ 装盘撒上芝麻和小葱即可。

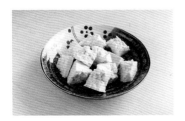 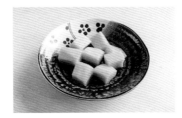 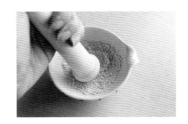

热量（kcal）	126.34	蛋白质（g）	7.24
脂肪（g）	9.03	碳水化合物（g）	5.07
盐（g）	0.60	膳食纤维（g）	1.03
胆固醇（mg）	0		

TIPS

用手指掰开的豆腐，断面凹凸不平，比刀切的光面更容易黏附调料，更加入味。

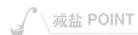
减盐 POINT

<柠檬> 柠檬汁的清新酸爽有助减盐。挤柠檬汁的时候，可以顺便挤压下柠檬皮，这样会使柠檬的香气更足，对减盐非常有效。

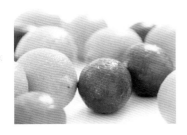

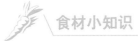
食材小知识

芒果不仅色泽鲜艳而且还有独特的香味，富含各种营养成分，如使皮肤和黏膜保持健康的维生素 A，提高免疫力预防感冒和抵御日晒预防色素生成的维生素 C，细胞再生所不可或缺的维生素 B_6，帮助消除疲劳、恢复体力的维生素 B_1 等元素。

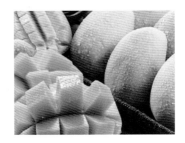

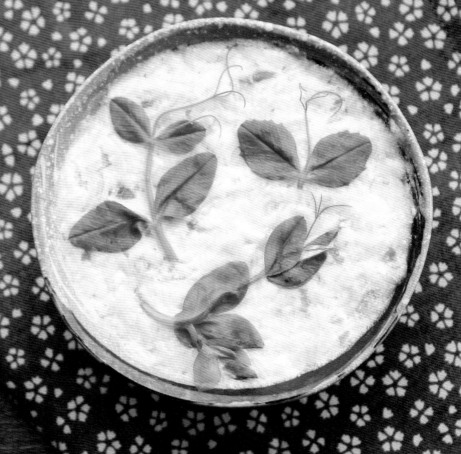

热量
125.82
kcal

盐
1.10
g

TIPS

榨菜尽可能选用低盐品种，入菜前
一定要用清水漂去多余的盐分。

豆腐榨菜茶碗蒸 *不加盐的清爽鲜美*

原料（2人份）：

木棉豆腐 200g、金针菇 40g、榨菜 20g、A 料【砂糖 3g、麻油 3ml、淀粉 10g】、豌豆苗少许。

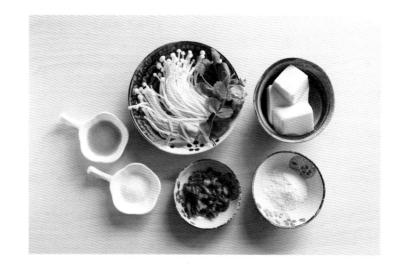

做法：

❶ 豆腐用勺子压碎。

❷ 金针菇切成 1cm 的小段，榨菜用水冲洗、沥干后切碎。

❸ 将①和②混匀，加 A 料拌匀后装入茶碗。

❹ 蒸锅水沸后上笼蒸 15 分钟，开盖摆上豆苗叶，盖盖再蒸 1 分钟出锅。

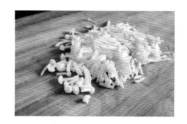

热量（kcal）	125.82	蛋白质（g）	8.86
脂肪（g）	5.31	碳水化合物（g）	11.80
盐（g）	1.10	膳食纤维（g）	1.16
胆固醇（mg）	0		

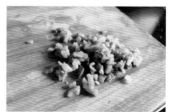
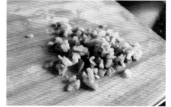

减盐 POINT

<鲜味>金针菇独特的鲜美可弥补减盐后的口感缺失。

<咸味替换>用榨菜替代食盐入菜，鲜辣脆爽，低盐亦不失美味。

<口感>豆腐绵软、金针菇韧滑、榨菜脆爽，口感不同的食材组合出清淡而丰富的美好滋味。

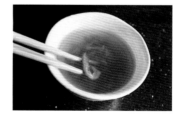

食材小知识

豆苗是指豌豆的新芽，富含人体生长所需的各种营养素。胡萝卜素可维持皮肤黏膜完整，维生素 C、维生素 K 可抗氧化，而钾元素可促进钠盐排出体外，进而维持血压稳定。豆苗细嫩鲜美，可搭配各种食材烹饪。

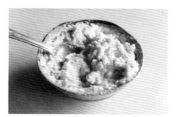

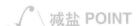
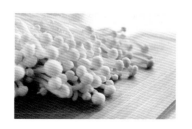

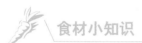
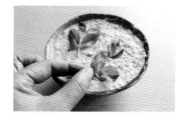

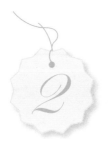

芹 菜

芹菜，有水芹、旱芹、西芹 3 种，功能相近，药用以旱芹为佳。原产于地中海地区和中东，古代希腊人和罗马人用于调味。我国芹菜栽培始于汉代，至今已有 2000 多年的历史，古代就是药食两用之物。中医学认为，芹菜性凉、味甘，具有清热除烦、平肝健胃、利水消肿的作用。

在欧洲，芹菜通常作为蔬菜煮食或作为汤料及蔬菜炖肉等的佐料；在美国，生芹菜常用来做开胃菜或沙拉。

芹菜为什么可以降血压？

芹菜含有很多具有生物活性的物质，这些物质的存在使芹菜超越了"一种营养丰富的蔬菜"这个评价，具有更为重要的药用价值。

芹菜素

芹菜素广泛存在于多种水果、蔬菜、豆类和茶叶中，其中芹菜中含量最高。研究表明芹菜素具有降血压和舒张血管的作用，能预防动脉粥样硬化。

丁基苯酞类

丁基苯酞是一类具有镇静作用的化合物。目前，已从芹菜籽油中提取出了 5 种这类成分，其中的 3-n-丁基-邻苯二甲酰内酯具有舒张血管平滑肌的作用，能减少周围小动脉阻力，恢复血管壁弹性，改善微循环，从而降低血压。

芹菜科学食用方法

1. 芹菜可炒、拌、炝或做配料，也可作馄饨、饺子的馅心。

2. 芹菜叶的活性成分比茎秆多，降压效果好，而且滋味爽口，可以加清水煮成低盐清汤。

3. 芹菜的降压活性成分不是水溶性的，所以烹调加工过程中损失不大。

4. 民间偏方：生芹菜绞汁，加入等量蜂蜜，日服 3 次，每次 40ml。可用于高血压病眩晕头痛。

慎食人群：慢性腹泻、血压偏低者。

你知道吗？

1. 芹菜中丰富的膳食纤维可以有效改善便秘。

2. 芹菜独特的香味还可以缓解压力、舒缓紧张情绪、改善失眠。

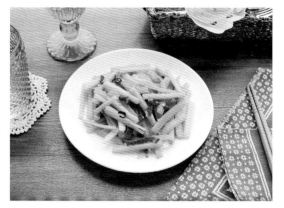

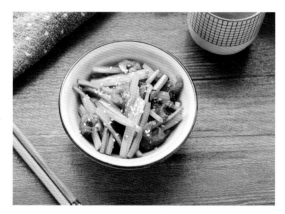

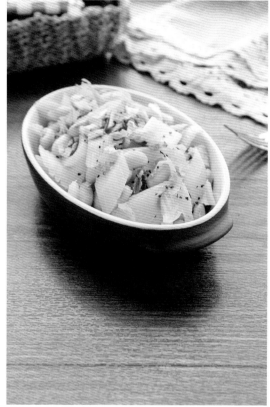

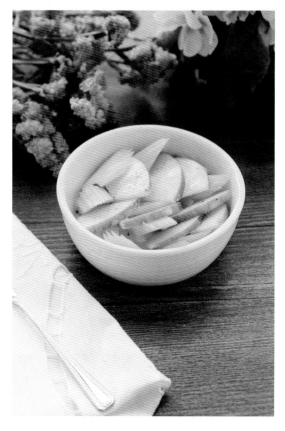

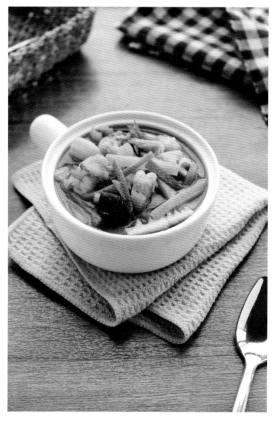

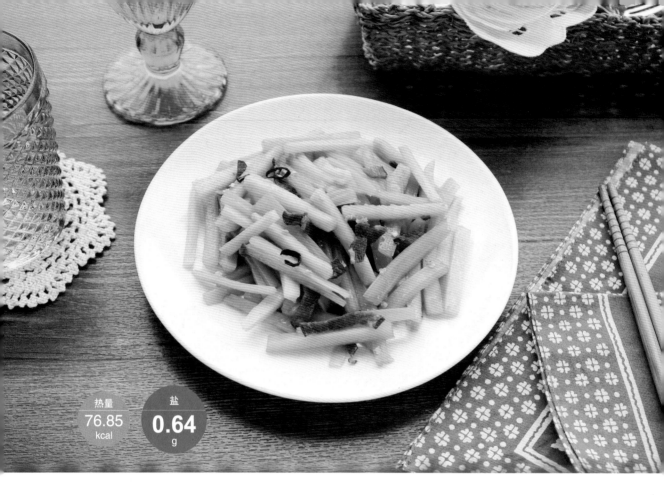

热量
76.85
kcal

盐
0.64
g

培根芹菜拌莲藕 *酸辣爽脆*

原料（2人份）：

芹菜 80g、莲藕 80g、培根 20g、干红尖椒少许、植物油 5ml、A料【香醋 5ml、盐 1g、糖 0.5g】。

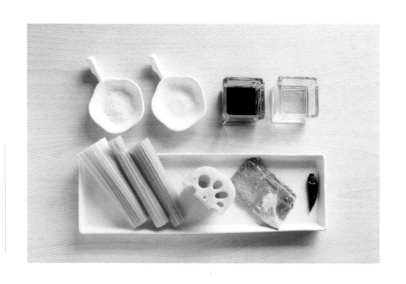

TIPS

1. 莲藕切开后，放入加了白醋的沸水中焯烫 20 秒，捞出冲凉沥干可保持色泽洁白、口感脆嫩。
2. 芹菜改刀之前需撕去老筋，这样可使口感脆嫩。

做法：

❶ 将芹菜、莲藕、培根切成 5cm 长、7 ～ 8mm 宽的细条，干红辣椒切成圈状细丝。

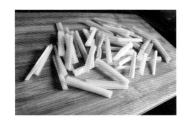 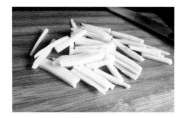 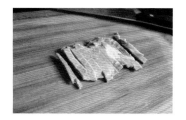

❷ 将植物油倒入平底锅中，加热后放入①中的干红尖椒丝，爆香后倒入培根，肉熟色变后倒入芹菜和莲藕条翻炒。

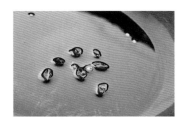 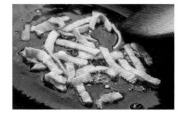 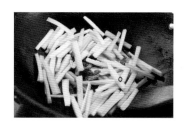

❸ 翻炒 1 ～ 2 分钟后，加 A 料调味，关火出锅。

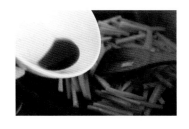

减盐 POINT

<食材> 莲藕、芹菜这样的食材对盐分要求不高，少盐亦能美味。

<加工> 切成细条状可使口感更加脆嫩，而良好的口感亦是美味的一部分。

<调味时间> 出锅前调味，可使调料仅黏附在食材表面，少量的盐分亦能使味蕾满足。

<酸辣> 醋和干辣椒的添加，可丰富菜肴的味道，降低对盐分的要求。

食材小知识

莲藕中黏黏的物质是一种黏液素，含有很高的膳食纤维和糖蛋白，丰富的膳食纤维和莲藕中富含的钾元素具有协同作用，可以将多余的钠排出体外，对降压有一定的作用。所以莲藕对高血压人群也是理想的食材。

热量（kcal）	76.85	蛋白质（g）	3.40
脂肪（g）	3.52	碳水化合物（g）	8.95
盐（g）	0.64	膳食纤维（g）	1.04
胆固醇（mg）	6.20		

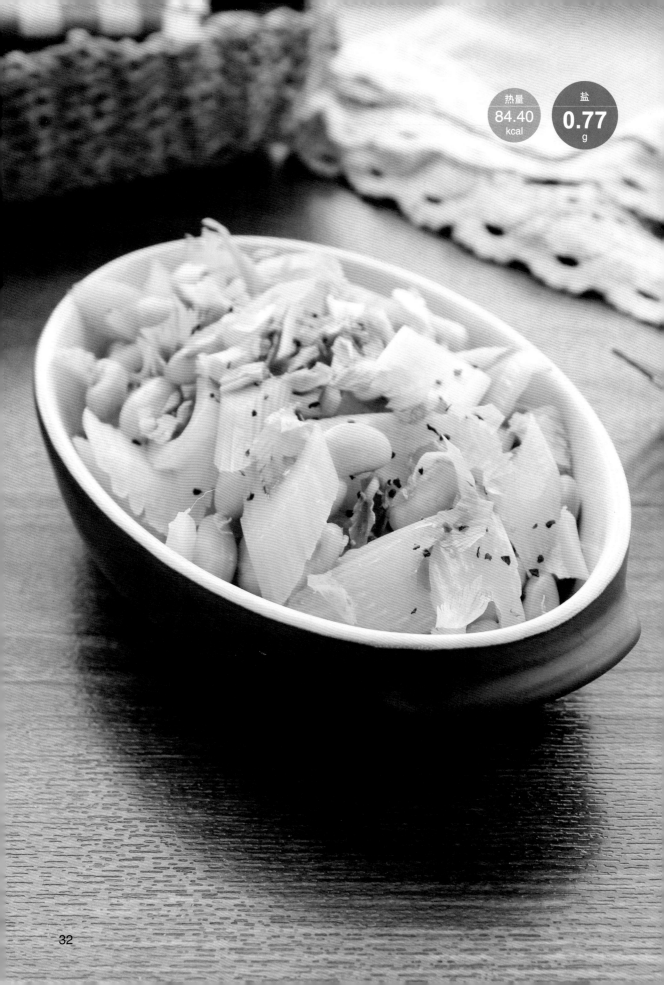

热量
84.40
kcal

盐
0.77
g

芹菜煮黄豆 冷食热食均美味

原料（2 人份）：

西芹 160g、黄豆（煮熟）80g、A 料【高汤粉 1.5g、香叶 1 片、水适量】、薄盐生抽 10ml、黑胡椒（粗粒）适量。

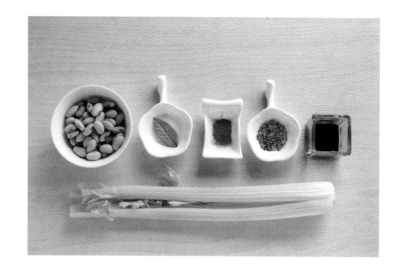

做法：

❶ 西芹撕去筋，斜切成 2cm 宽的斜片，叶子切碎。

❷ 将①中的芹菜和大豆倒入锅中，加 A 料（水盖过西芹即可），中火煮沸后加盖小火煮 10 分钟。

❸ 倒入生抽，关火，待其自然冷却。

❹ 食用时（喜热食者可重新加热），撒上黑胡椒粗粒和芹菜叶的碎末即可。

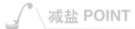 减盐 POINT

＜食材＞煮熟的黄豆鲜美软糯，入菜无需太多的调味；芹菜独特的口感和香味，亦能满足低盐的美味。

＜鲜味＞一定比例的高汤粉可通过鲜味的添加协助控盐。

＜香辛＞芹菜叶子和胡椒粉的香辛可弥补减盐的口感缺失。

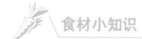 食材小知识

黄豆中富含的优质蛋白质（大豆肽）、维生素、矿物质、大豆异黄酮、大豆卵磷脂等营养成分都具有良好的预防高血压和动脉硬化的功效，特别是大豆蛋白，不仅可抑制血液中胆固醇的上升，还是细胞再生不可或缺的重要成分，而卵磷脂则有"血管清道夫"的美名，可有效预防血栓的生成。

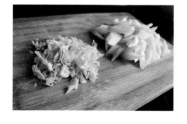
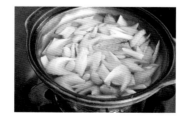
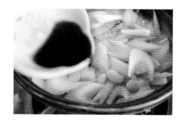

热量（kcal）	84.40	蛋白质（g）	7.20
脂肪（g）	3.71	碳水化合物（g）	8.04
盐（g）	0.77	膳食纤维（g）	4.88
胆固醇（mg）	0		

芹菜苹果蜜柠酸奶色拉 *不同风味的脆爽，绝妙的完美组合*

原料（2人份）：

苹果 80g、芹菜 80g、柠檬汁 6g（防色变用）、A料【酸奶（无糖）50g、蜂蜜 10g、柠檬汁 6g、橄榄油 2ml、盐 0.5g、黑胡椒粉少许】。

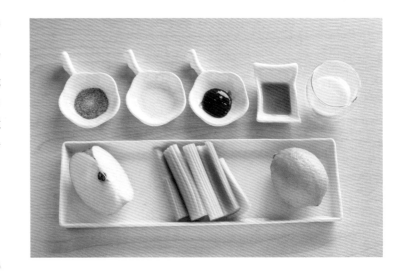

做法：

❶ 芹菜撕去老筋后斜切成薄片，苹果切成扇形薄片，淋上柠檬汁。

❷ 将 A 料混合后与①拌匀即可。

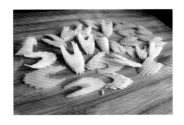 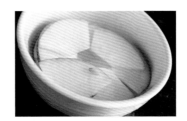 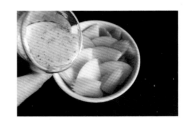

热量（kcal）	68.50	蛋白质（g）	1.37
脂肪（g）	1.98	碳水化合物（g）	12.30
盐（g）	0.36	膳食纤维（g）	1.06
胆固醇（mg）	3.00		

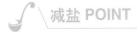 减盐 POINT

<食材口感> 芹菜和苹果，不同风味的脆爽组合出完美而丰富的口感，几乎无需盐的调味。
<蜂蜜柠檬酸奶> 蜂蜜、柠檬的甘甜酸爽和酸奶的浓郁幼滑更是提升了食材的美味。

食材小知识

苹果中含量较高的钾元素可促进将钠（盐分）的排出，而果胶中的水溶性膳食纤维可降低血液中的胆固醇含量，槲皮素可预防动脉硬化。

TIPS

1. 苹果切片后淋上柠檬汁可防止色变。
2. 冰镇后食用，口感更佳。

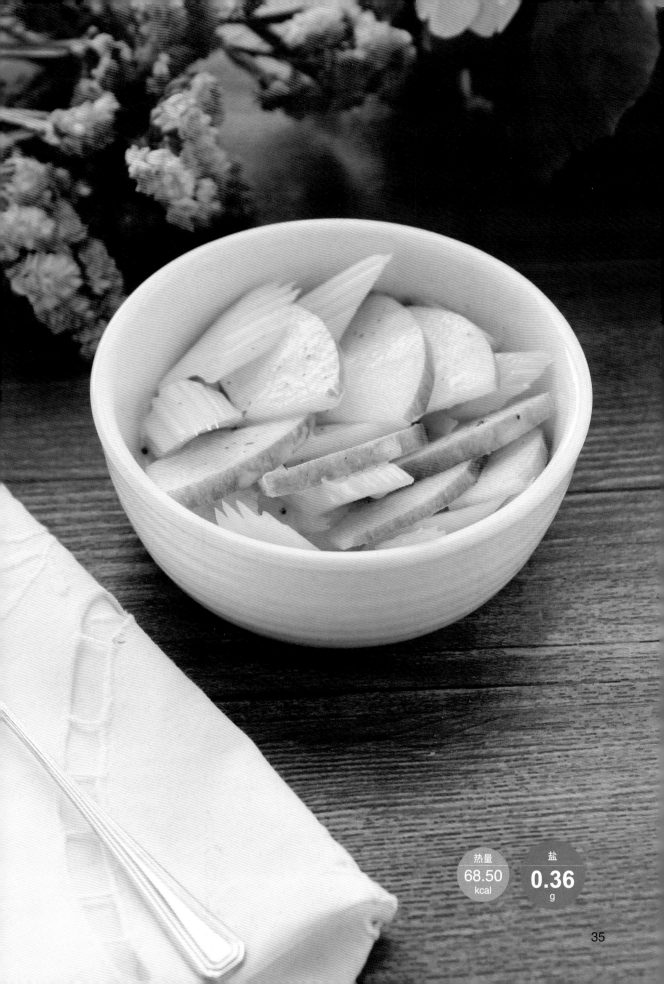

热量
68.50
kcal

盐
0.36
g

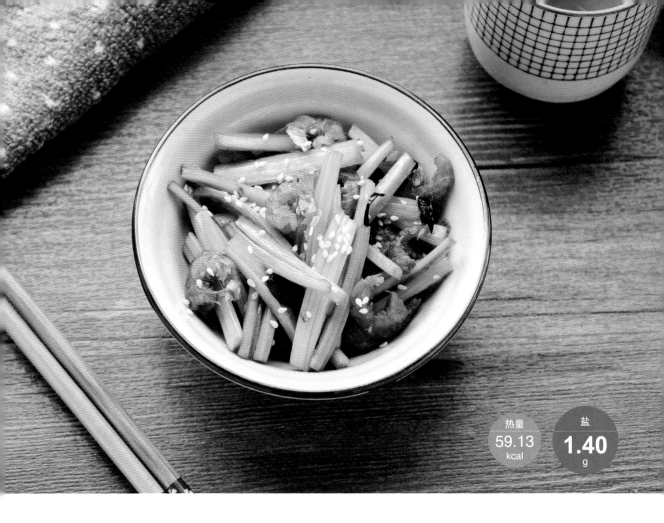

热量
59.13
kcal

盐
1.40
g

酸辣虾米炒芹菜

原料（2人份）：

芹菜 100g、虾米 20g、麻油
5ml、A 料【薄盐生抽 5ml、醋
5ml】、熟白芝麻 3g、干红辣椒
少许。

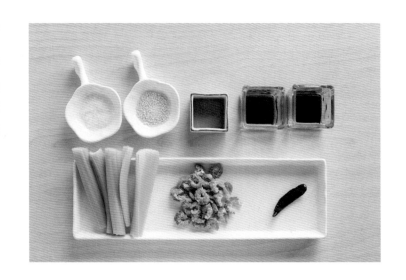

做法：

❶ 将芹菜切成 5cm 长细条，虾米水洗后，温水浸泡 10 分钟（水没过虾米即可）。

❷ 麻油入锅加热后倒入干红辣椒，煎香后倒入①中的芹菜丝和虾米，翻炒片刻后倒入 A 料调味。

❸ 出锅，撒上芝麻即可。

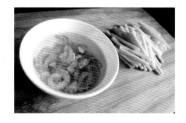

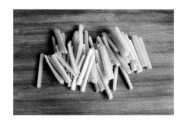

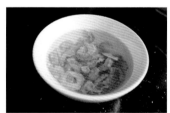

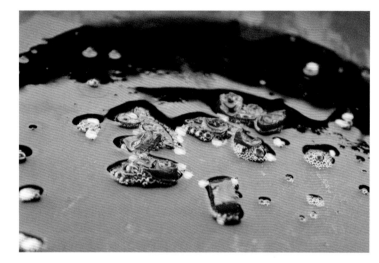

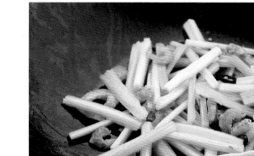

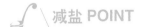

减盐 POINT

<酸辣风味> 醋和干红辣椒调出的酸辣是减盐的最佳搭档。

<虾米鲜咸> 虾米，咸鲜味美，有助于料理提鲜控盐，虾米选购时尽量选用低盐的淡干品，咸味的虾米入菜前则要用温水浸泡减盐。毕竟是海产品，即使淡味干品，肉中仍然含盐，所以添加时请一定注意用量。

热量（kcal）	59.13	蛋白质（g）	5.24
脂肪（g）	3.40	碳水化合物（g）	2.74
盐（g）	1.40	膳食纤维（g）	0.85
胆固醇（mg）	52.50		

热量（kcal）	64.88	蛋白质（g）	5.97
脂肪（g）	2.93	碳水化合物（g）	5.05
盐（g）	0.81	膳食纤维（g）	1.80
胆固醇（mg）	0		

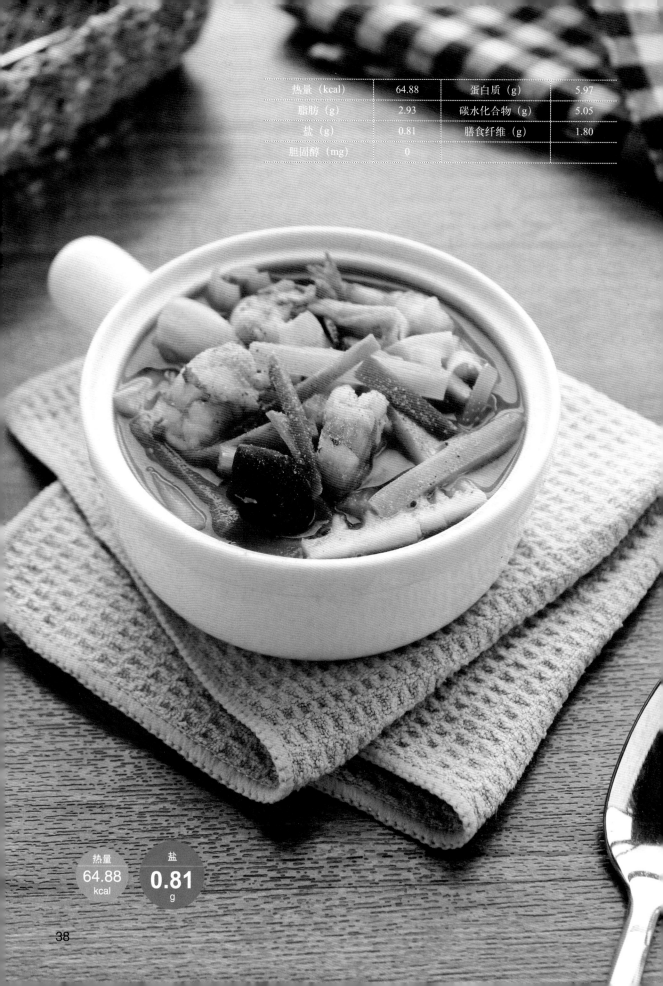

热量	盐
64.88 kcal	0.81 g

芹菜虾仁酸辣汤

原料（2人份）：

虾仁（6个）80g、芹菜50g、春笋40g、胡萝卜15g、鸡毛菜30g、黑木耳（干）2g、黄酒5ml、生抽15ml、醋10ml、胡椒粉3g、麻油5ml。

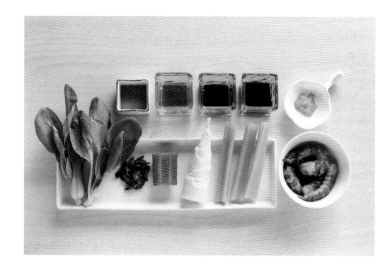

做法：

❶ 芹菜、春笋、胡萝卜切成细条状，鸡毛菜切断，黑木耳温水泡发。

❷ 麻油倒入锅中，加热后倒入虾仁翻炒，色变后烹入黄酒，倒入鸡毛菜以外的所有食材。

❸ 加水煮沸后放入鸡毛菜，倒入生抽、醋调味，撒上胡椒粉出锅。

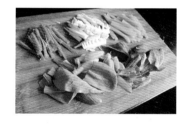
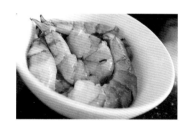
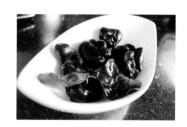
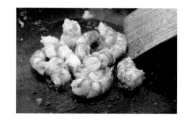
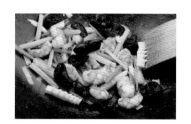
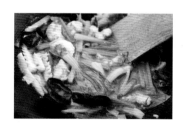
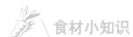

减盐 POINT

<酸辣风味> 醋和胡椒粉的酸辣鲜香可促进食欲，降低味蕾对咸味的需求。

<食材鲜美> 虾仁和春笋的鲜美可弥补减盐后的口感缺失。

食材小知识

虾肉中含有较高的优质蛋白质和多种维生素以及钾、钙、镁等微量元素，蛋白质中的牛磺酸不仅能通过抑制交感神经改善高血压，还有降低人体血清胆固醇的功效。

TIPS

汤品制作时，建议控制水的添加量，因为汤水多会冲淡咸鲜味，为了满足口感往往容易超标放盐。

韩式豆干拌芹菜

原料（2 人份）：

豆腐干 100g、芹菜 60g、大葱葱白 15g、辣椒粉少量、A 料【薄盐生抽 10ml、砂糖 3g、麻油 5ml、蒜蓉少量】。

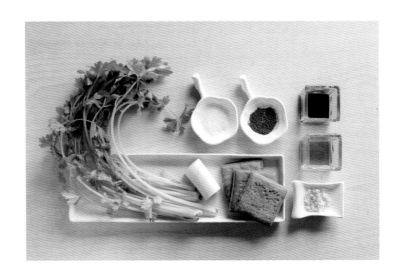

做法：

❶ 豆腐干入沸水锅中焯烫，捞出挤干水分后切丝；芹菜切成 5cm 长小段，焯水后冲凉沥干；大葱葱白切成细丝备用。

❷ 将①中的豆腐干丝和芹菜段混匀、装盘，摆上葱白丝，浇上 A 料、撒上辣椒粉即可。

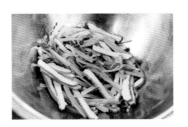 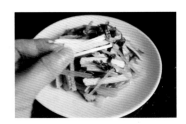

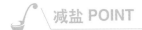 减盐 POINT

　　<豆干>豆干口感紧实，味美甘鲜，是控盐料理的理想食材。
　　<辛辣>大葱葱白、蒜泥和辣椒粉的微辛可以刺激味蕾，弥补减盐后的口感缺失。
　　<油香>麻油的浓香也可帮助菜肴减盐。

热量（kcal）	109.00	蛋白质（g）	8.90
脂肪（g）	4.32	碳水化合物（g）	9.50
盐（g）	0.29	膳食纤维（g）	0.90
胆固醇（mg）	0		

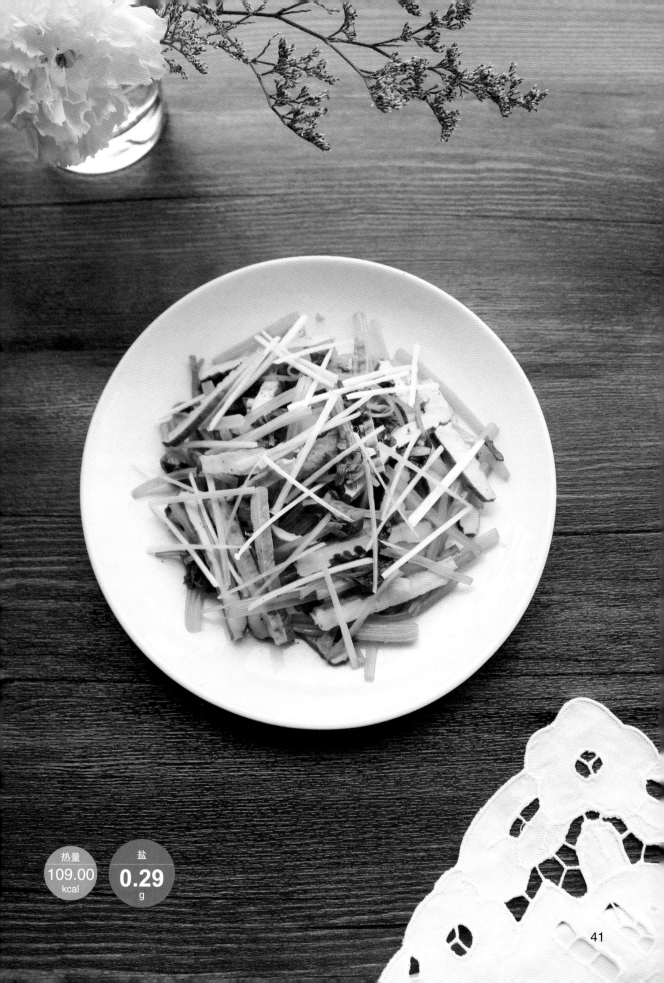

热量
109.00
kcal

盐
0.29
g

洋 葱

洋葱、别名球葱、玉葱等、原产于中亚或西亚、《岭南杂记》记载在 18 世纪洋葱由欧洲白人传入澳门，在广东一带栽种。

洋葱中的营养成分十分丰富，不仅富含钾、维生素 C、叶酸、锌、硒及纤维素等营养素外，更有两种特殊的营养物质——槲皮素和前列腺素，令洋葱具有了很多其他食物不可替代的维护心血管健康的功效。

降压原理

1. 前列腺素 A 具有扩张血管、降低血液黏度、促进钠盐排泄的功效，可有效降低血压、防止血栓形成。

2. 槲皮素有防止"坏胆固醇"低密度脂蛋白（LDL）氧化的功效，可有效预防动脉硬化。

3. 洋葱中的刺激性硫化物，具有促进脂肪代谢的功效，可降血脂、降血压、预防心肌梗死、动脉硬化等心血管疾病的发生。

4. 多吃洋葱可以增加血液中"好胆固醇"高密度脂蛋白（HDL）的含量。

滋味独特的洋葱，虽不常独自成菜，却能与多种食材搭配出佳肴美味，是一年四季厨房必备的降压食材。

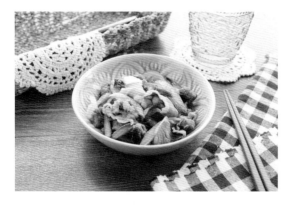

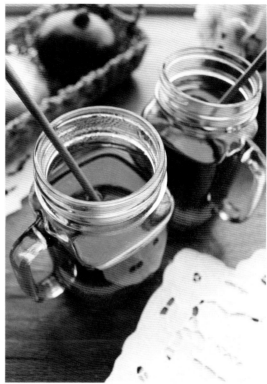

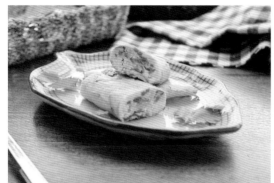

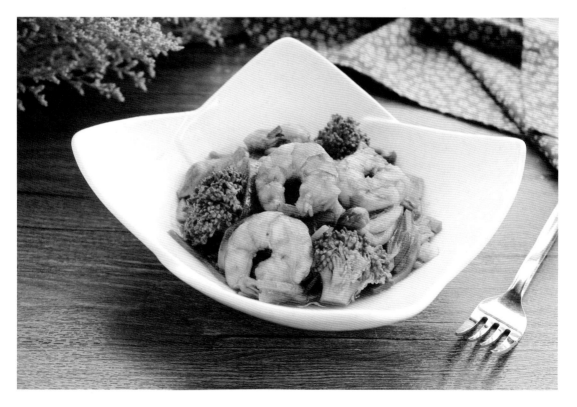

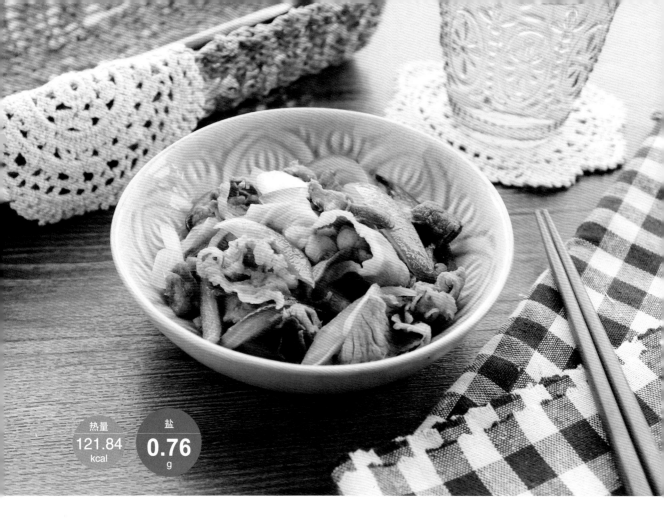

热量
121.84
kcal

盐
0.76
g

洋葱煮牛肉 *经典的组合，单纯的美味*

原料（2 人份）：

牛肉薄片 80g、A 料（焯烫用）
【水 250ml、黄酒 5ml、薄盐生
抽 10ml、白砂糖 5g、盐 1g、姜
蓉 2g】、洋葱 120、大葱 40g、
植物油 5ml、B 料【砂糖 4g、
薄盐生抽 10ml、高汤粉 2g、热
水 15ml】。

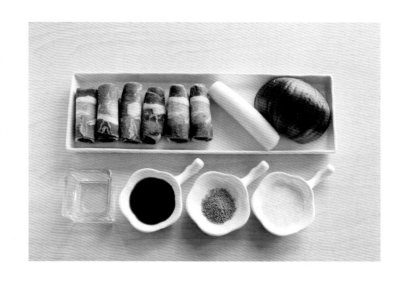

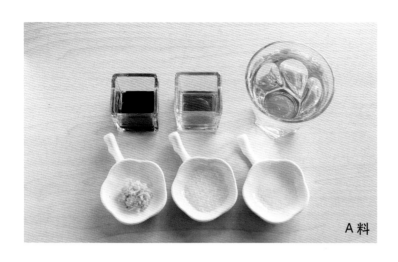

A 料

减盐 POINT

<焯烫>焯烫用水预先适度调味，可使食材的鲜美度快速提升，在保持口感鲜嫩的同时，还可减少后续的炒煮时间，简单的拌入可使调料浅附于食材表面，少盐亦可品出美味。

<辛香>洋葱和大葱的辛香可有效弥补减盐后的口感缺失。

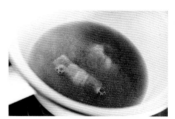

做法：

❶ 将 A 料倒入水锅中煮沸，分批放入牛肉片焯烫，色变肉熟后马上捞出沥干。

❷ 大葱斜切成片后放入①的水锅中快速焯烫，捞出沥干；洋葱切成 5cm 长 7mm 宽的薄片。

❸ 将油倒入锅中，加热后倒入洋葱丝，煸炒出香味后倒入 B 料的混合汁，煮沸后倒入①中的大葱和牛肉片，拌匀即可出锅。

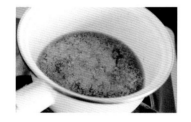 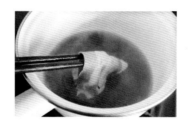 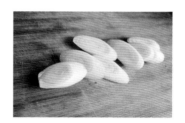

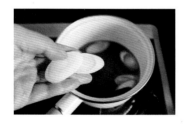 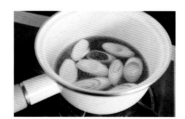 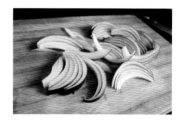

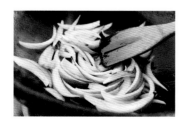

热量（kcal）	121.84	蛋白质（g）	9.77
脂肪（g）	3.64	碳水化合物（g）	12.91
盐（g）	0.76	膳食纤维（g）	0.81
胆固醇（mg）	24.80		

洋葱鸡肉锦蔬蛋卷 鲜嫩松软，口感丰富

原料（2人份）：

鸡蛋（2个）110g、鸡胸肉（去皮）60g、洋葱60g、胡萝卜30g、香菜10g、植物油10ml、A料【薄盐生抽15ml、高汤粉2g】。

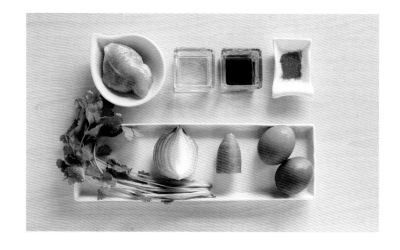

热量（kcal）	187.40	蛋白质（g）	14.20
脂肪（g）	11.50	碳水化合物（g）	7.50
盐（g）	0.41	膳食纤维（g）	0.81
胆固醇（mg）	349.55		

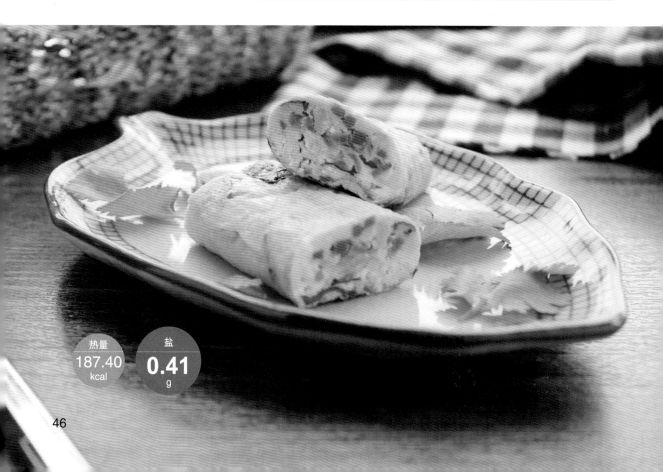

热量
187.40
kcal

盐
0.41
g

做法：

❶ 鸡胸肉剁成肉糜，洋葱、胡萝卜切丝（焯水），香菜切碎，鸡蛋打成蛋液。

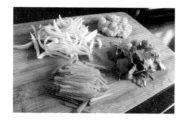 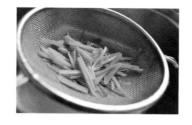

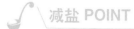
❷ 将植物油倒入锅中，加热后倒入①中的洋葱，煎香后倒入鸡肉糜，肉熟色变后倒入胡萝卜丝，翻炒变软后倒入蛋液和 A 料，撒入香菜末，趁蛋液半熟时用铲刀推压整形成条块，小火煎烤直至全熟。

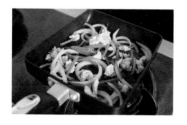 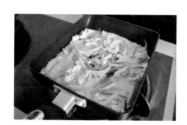

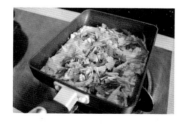 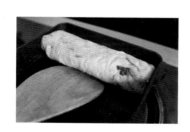

食材小知识

鸡蛋中含有人体必需的多种氨基酸、蛋白质、维生素和矿物质，蛋黄中的胆碱有扩张血管、降低血液黏度、使血管恢复年轻的作用。另外鸡蛋中还含有丰富的抗氧化成分，但是由于缺少维生素 C 和膳食纤维，建议与黄绿蔬菜和水果配食。

TIPS

蔬菜可按各自口味随季节替换，如果嫌做蛋卷麻烦，可做成普通的时蔬炒蛋。

❸ 出锅后放在保鲜膜上，用寿司帘卷紧，冷却后取出切成容易入口的大小。

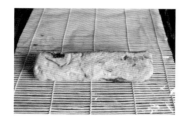 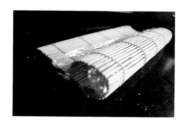

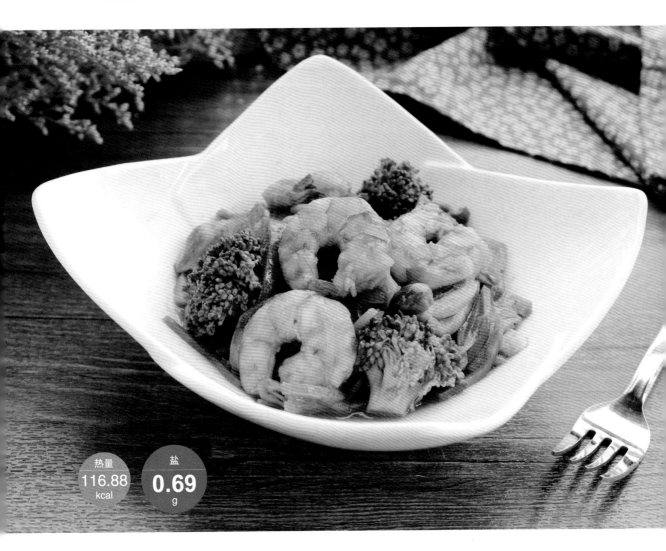

热量
116.88
kcal

盐
0.69
g

洋葱茄汁虾仁

原料（2 人份）：

虾仁（6 个）90g、培根 20g、番茄 50g、洋葱 50g、西兰花 30g、胡萝卜 20g、蟹味菇 20g、蘑菇 20g、植物油 5ml、蒜蓉 5g、A 料【原味番茄酱 50g、番茄沙司 15ml】、盐 0.5g、胡椒粉少许。

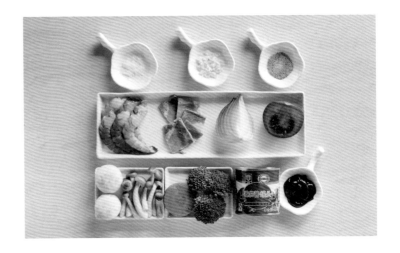

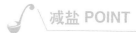

做法：

❶ 虾去壳挑去背筋，入沸水锅（加入姜片和黄酒适量，未计入原料量）中煮熟后捞出沥干；培根切成 1.5cm 长小块，焯水后捞出沥干水分。

❷ 番茄切成月牙薄片，洋葱、胡萝卜切丝，蘑菇切片，西兰花、蟹味菇去根分成小朵；西兰花、胡萝卜、蘑菇焯水捞出后冲凉沥干。

❸ 油入锅加热后放入蒜泥，煸炒出香味后倒入洋葱，待洋葱炒至呈透明状时，倒入②中的番茄、胡萝卜、蘑菇和蟹味菇，加水煮沸后加A料和培根改小火略煮。

❹ 汤汁减半时，加盐、胡椒粉调味，关火拌入①中的虾仁、②中的西兰花即可。

减盐 POINT

<组合> 虾仁和培根的双重鲜美在浓香茄汁的包裹下美味加倍提升，多种蔬菜的巧妙搭配，使菜肴的口味更为丰富，健康低盐。

<拌入> 最后拌入的虾仁、西兰花和番茄，最大程度保留了食材本身的鲜美，低盐亦可品赏美味。

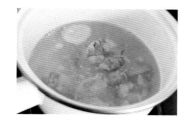
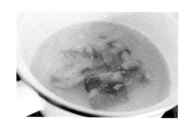
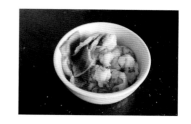
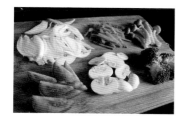
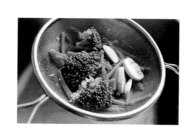
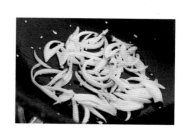
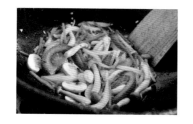
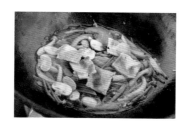
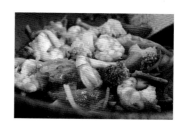

食材小知识

西兰花中维生素 C 的含量很高，4～5 小朵西兰花即可满足人体 1 天对维生素 C 的需求，而维生素 C 又具有软化、强化血管的功效，所以西兰花也是高血压患者可以常吃的理想食材。

热量（kcal）	116.88	蛋白质（g）	10.34
脂肪（g）	4.01	碳水化合物（g）	11.96
盐（g）	0.69	膳食纤维（g）	2.13
胆固醇（mg）	6.20		

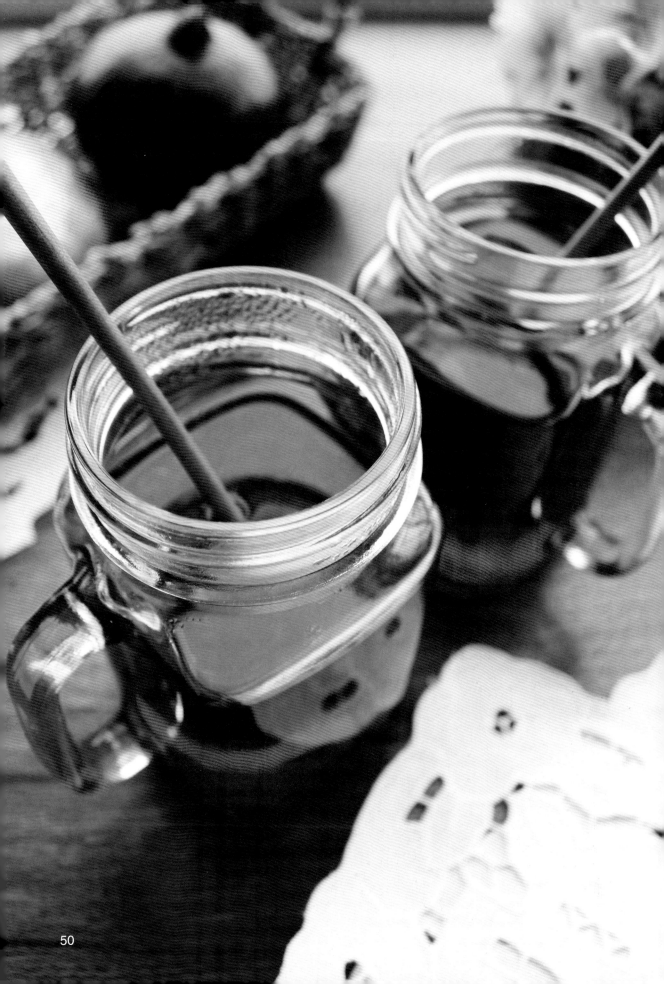

洋葱皮煎茶

原料（1 人份 1 日饮）：

洋葱皮（2 ~ 3 个洋葱的外皮），
水 500ml。

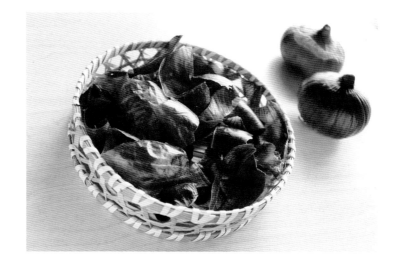

做法：

❶ 将洋葱皮洗净，放入锅中加
水大火煮沸后改中火煮 3 分钟。
❷ 待②冷却后过滤装入容器
中，入冰箱冷藏。

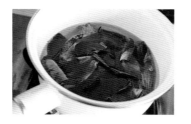 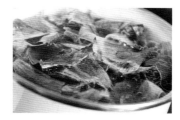

食材小知识

洋葱表皮中富含一种叫"栎精
（槲皮素）"的营养成分，该成分有
扩张血管、清洁血液的作用，可有
效预防和改善高血压，在预防血栓
生成、动脉硬化、心肌梗死等方面
也有显著的效果。此外，还含有 β-
胡萝卜素、维生素 B_1、维生素 B_2、
维生素 C、钙、钾等元素，有抗氧
化、防衰老、排毒、抗过敏等作用。

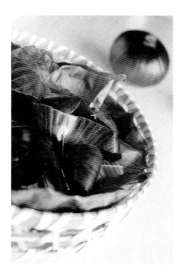

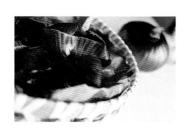

饮用建议：早晚各饮 200ml，冷
饮热饮皆可。

TIPS

如果不喜欢洋葱味道的，可将普通
茶叶或茶包放入洋葱皮煎茶的汤汁
泡饮。

大　葱

　　大葱原产于西伯利亚，我国栽培历史悠久，分布广泛，以山东、河北、河南等省为重要产地。葱是日常厨房里的必备之物，北方以大葱为主，多用于煎炒烹炸；南方多产小葱，是一种常用调料，又叫香葱，一般都是生食或拌凉菜用。

降压原理

　　大葱中所含的硫化物能减少"坏胆固醇"低密度脂蛋白（LDL）在血管壁上的积淀，促进血液循环，对血压的控制有着显著的作用。

你知道吗?

　　1. 与白色葱白部分相比，绿色葱叶部分的胡萝卜素、维生素 C、叶酸、钾等营养素的含量更高。

　　2. 绿色葱叶内侧透明啫喱状的成分在烹饪后会变得甘甜，是不可多得的天然甜味剂。

　　3. 大葱特有的味道可以弥补减盐后的口感缺失。

慎食人群

　　1. 患有胃肠道疾病特别是溃疡病的人不宜多食。

　　2. 葱对汗腺刺激作用较强，有腋臭的人在夏季应慎食。

　　3. 过多食用大葱可能会影响视力。

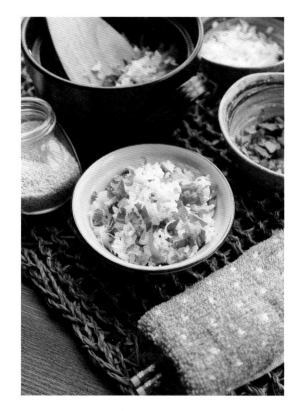

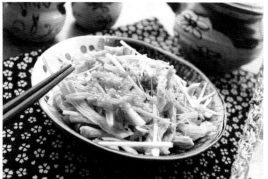

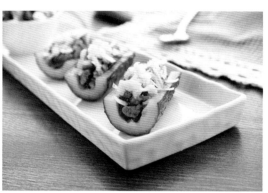

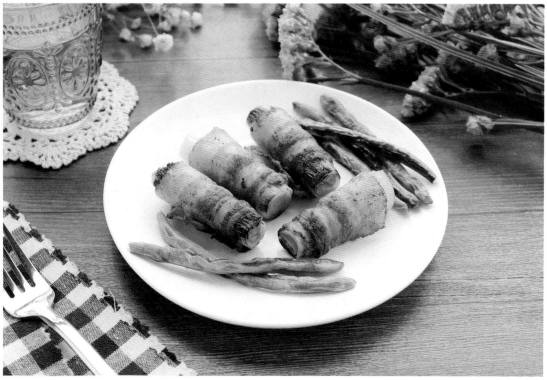

大葱凉拌鸡肉丝 鲜香甘甜爽口

原料〔2人份〕：

鸡胸肉 180g、榨菜 30g、大葱
（葱白）25g、A 料【谷物醋
30ml、砂糖 3g、熟白芝麻 6g】。

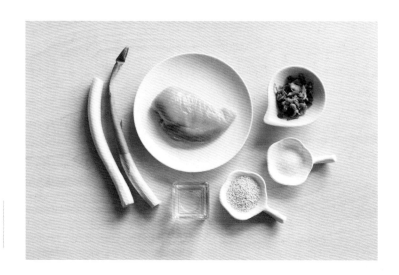

TIPS

入冰箱冷藏冰镇后口感更佳。

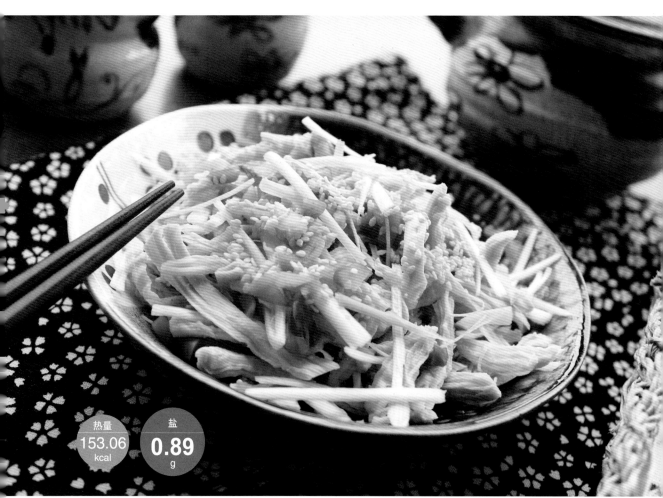

热量
153.06
kcal

盐
0.89
g

做法：

❶ 将鸡肉放入水锅中（水没过鸡肉即可），放入适量的大葱叶子和黄酒（未计入原料量），盖盖煮 5 分钟后将鸡肉翻身再煮 3 分钟，关火静置。

❷ 将葱白切成 6cm 长细丝，榨菜用冷开水冲洗后沥干，粗粗切碎。

❸ 将①中的鸡胸肉撕成棒状，与②中的葱白丝和榨菜末混匀，浇上 A 料的混合液即可。

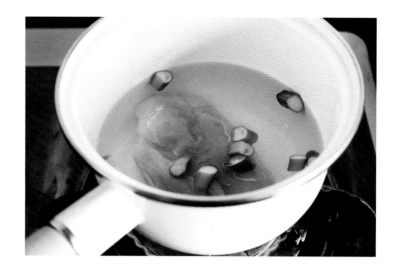

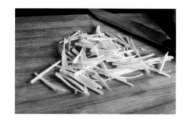
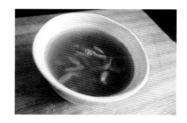
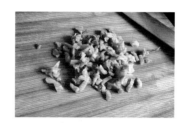

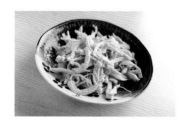
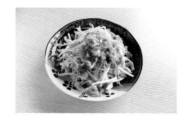
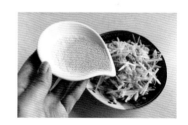

减盐 POINT

<加工> 整块鸡胸肉短时水煮后用水的余热煨焖，可以使肉质更加鲜嫩，撕碎后配上脆爽的食材可形成丰富的口感，无需过多调味亦能体现美味。

<辛香> 大葱葱白的辛香可以分散味觉对盐分的需求。

<榨菜> 微辣鲜咸的榨菜不仅可替代盐分的使用，还可增加风味、丰富口感，但是为了有效控盐建议入菜前用温水冲洗。

<糖醋> 糖和醋的添加，亦可帮助控盐。

热量（kcal）	153.06	蛋白质（g）	18.57
脂肪（g）	5.77	碳水化合物（g）	6.84
盐（g）	0.89	膳食纤维（g）	0.77
胆固醇（mg）	73.80		

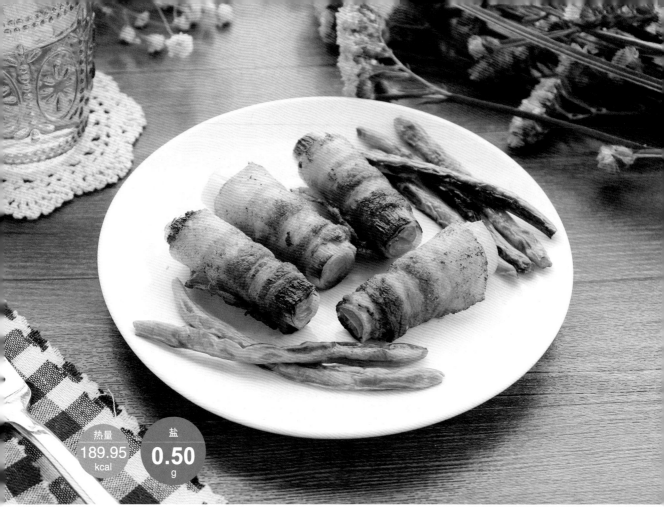

热量
189.95
kcal

盐
0.50
g

 大葱猪肉卷

原料（2 人份）:

大葱葱白 55g、猪五花薄片（4
片）100g、刀豆（6 根）40g、
盐 1g、胡椒粉适量、柠檬汁适
量。

TIPS

焦脆的口感有利减盐。

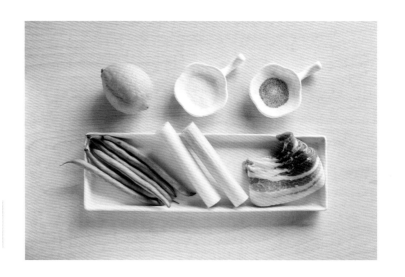

做法：

❶ 大葱葱白切成 4 段，刀豆撕去老筋，包上保鲜膜入微波炉加热 1.5 分钟。

❷ 将猪五花薄片平摊在砧板上，放上葱段，卷紧后用牙签在两端固定。

❸ 放入平底锅中，中火煎烤，待五花肉的油脂溢出时，放入刀豆同煎。

❹ 待肉熟且色泽焦黄时取出，拔去牙签，放在厨房纸巾上吸去多余的油脂，装盘撒上盐和胡椒粉，淋上柠檬汁即可。

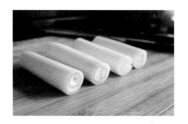 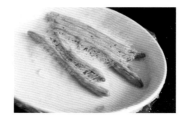 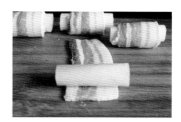

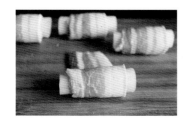 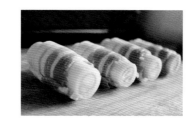 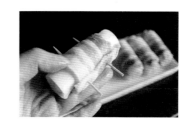

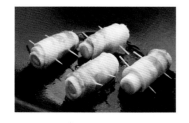 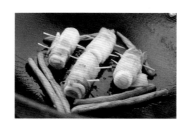 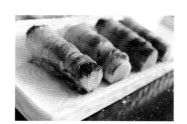

减盐 POINT

<焦香> 五花肉煎烤后的焦香和脆脆的口感，可弥补减盐后的口感缺失，建议烹饪时可将肉卷煎得略微焦一些。

<辛香> 炙烤后的大葱香气浓郁，软糯甘甜，配上柠檬汁和胡椒粉的调味，用最小量的盐分发挥出最大限度的美味。

热量（kcal）	189.95	蛋白质（g）	4.94
脂肪（g）	17.79	碳水化合物（g）	3.19
盐（g）	0.50	膳食纤维（g）	0.72
胆固醇（mg）	49.00		

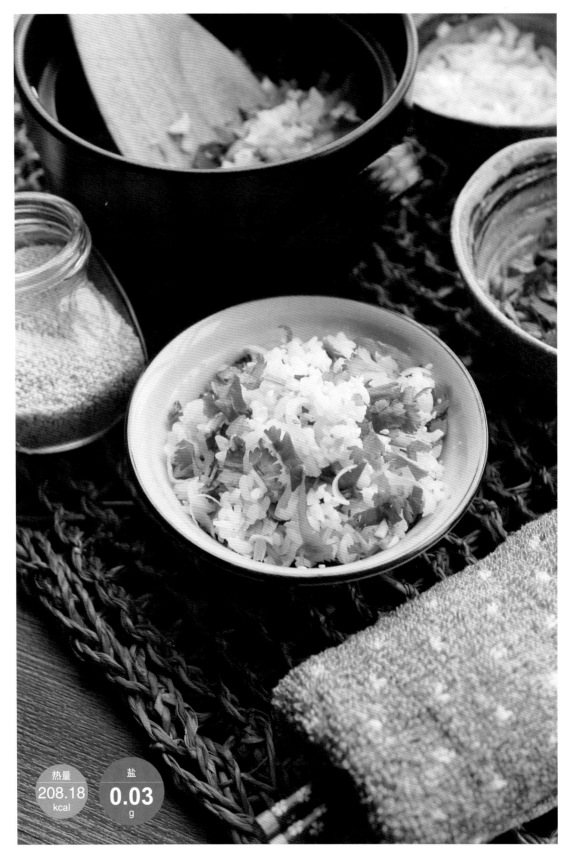

热量
208.18
kcal

盐
0.03
g

香菜大葱芝麻拌饭

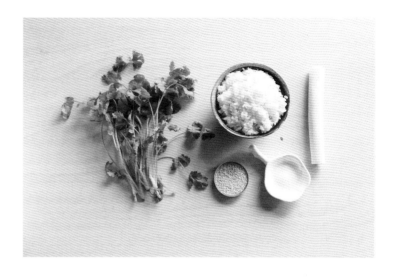

原料（2 人份）：

米饭 300g、大葱 40g、香菜 15g、熟白芝麻 10g、盐少量。

做法：

❶ 将大葱和香菜切碎，炒熟的芝麻粗粗碾碎。

❷ 将①与米饭拌匀，撒上盐调味即可。

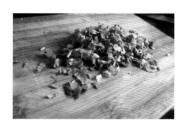

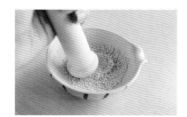

TIPS

大葱快速切碎法

1）葱白处 45 度斜角平行刀切。

2）翻转同法刀切。

3）刀与大葱垂直从头部横切。

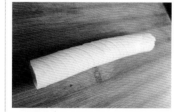

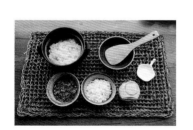

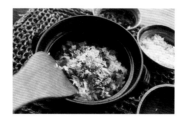

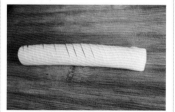

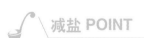

减盐 POINT

<辛香> 大葱、香菜不同的辛香和白芝麻的浓香配上米饭的稻香，完美得几乎不再需要盐的调味了。

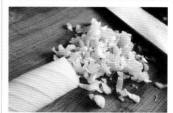

热量（kcal）	208.18	蛋白质（g）	5.30
脂肪（g）	2.52	碳水化合物（g）	42.19
盐（g）	0.03	膳食纤维（g）	1.29
胆固醇（mg）	0		

大葱肉糜黄瓜卷

原料（2人份）：

猪肉糜120g、大葱葱叶（青色部分）100g、大葱葱白（白色部分）30g、大蒜（1瓣）7g、生姜（1片）5g、A料【砂糖5g、黄酒10ml、生抽10ml、甜面酱5g、辣椒酱5g、麻油8ml】、黄瓜（去籽后实际用量）90g。

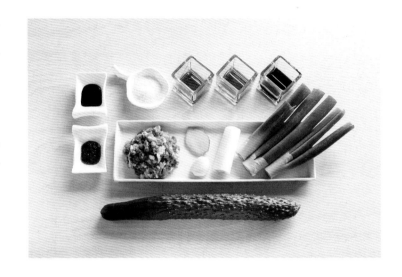

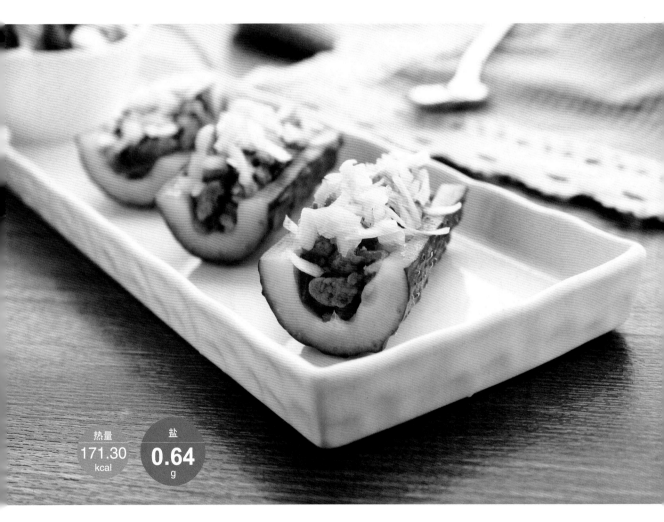

热量
171.30
kcal

盐
0.64
g

做法：

❶ 大葱叶和葱白切成 2mm 见方的碎末，大蒜和生姜切碎，将黄瓜等
分切成 3 段，纵向切开后挖去芯籽部分。

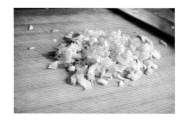 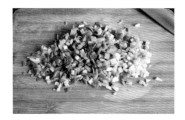 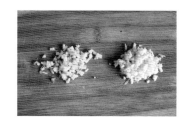

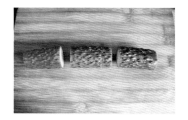 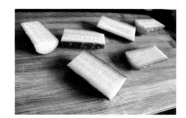 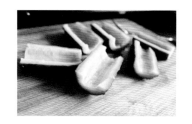

热量（kcal）	171.30	蛋白质（g）	14.30
脂肪（g）	8.10	碳水化合物（g）	10.80
盐（g）	0.64	膳食纤维（g）	1.20
胆固醇（mg）	48.60		

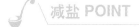 减盐 POINT

❷ 将麻油和①中的大蒜、生姜倒入平底锅中煎炒，直至香味飘出。

❸ 将肉糜倒入②的锅中翻炒，待肉糜颜色泛白时倒入葱叶，翻炒片
刻后倒入 A 料的混合汁，略微翻炒出锅。

❹ 将③装入①中的黄瓜段中，撒上①中的葱白碎末即可。

<辛香> 大葱特有的辛香和辣
椒酱的鲜辣，通过对嗅觉和味觉的
刺激成功减盐。最后撒上的生葱白
末更是提高了辛辣的刺激度，使味
觉不再执着于对咸味的索求。

<组合> 清香脆爽的黄瓜，使
菜肴口感变得更为丰富，柔和了辛
辣，增添了清爽。

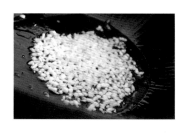 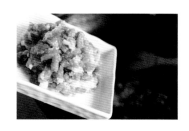 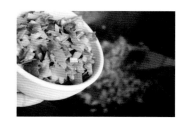

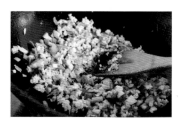 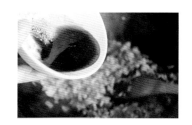 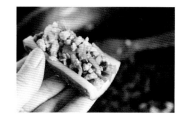

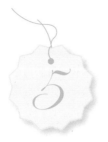

韭 菜

韭菜原产于我国，早在《诗经》中就有"献羔祭韭"的诗句，由此可以证明韭菜在我国已有 3000 年以上的栽培历史。2000 年前的汉代，就已提出利用温室生产韭菜的技术，到了北宋时期已有韭黄生产。300 余年前，我国农民已掌握利用风障畦进行韭菜覆盖栽培技术。至今，我国韭菜的品种资源和栽培技术均居世界前列。

韭菜是"五菜"之一，是现代人吃得最多的古菜。韭菜降血压的依据是粗纤维特别丰富，每 100g 韭菜含 1.5g 纤维素，比大葱和芹菜都高。2005 年 Streppel 和 Whelton 分别发表了膳食纤维与血压关系的研究结果，表明补充膳食纤维会使舒张压呈现较为明显的下降，而其收缩压无明显变化；进行 8 周以上的膳食纤维干预的人群，收缩压和舒张压水平均呈现较为明显的下降趋势。

世界各国从不同的角度考虑为本国居民制定了膳食纤维的推荐量。美国食品药品监督管理局（FDA）基于保持通便和有助于将来预防某些慢性病的目的，推荐每天摄入膳食纤维 20 ～ 35g；英国国家顾问委员会建议膳食纤维的摄入量为每天 25 ～ 30g；这些推荐量的低限是可以保持纤维对肠道功能起作用的量，上限为不至于因膳食纤维的过多摄入而引起有害作用的量，因此我国营养学会推荐成人的适宜摄入量为每天 25 ～ 35g。

吃多少为适宜？

韭菜虽然对调节血压有益，但"物无美恶，过则为灾"。《本草纲目》记载："韭菜多食则神昏目暗，酒后尤忌。"韭菜的粗纤维较多，不易消化吸收，所以一次不能吃太多韭菜，否则大量粗纤维刺激肠壁，容易引起腹泻。最好控制在 100 ～ 200g，一餐不能超过 400g。

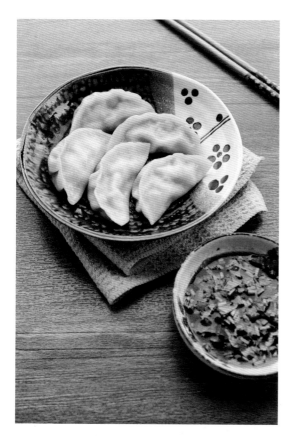

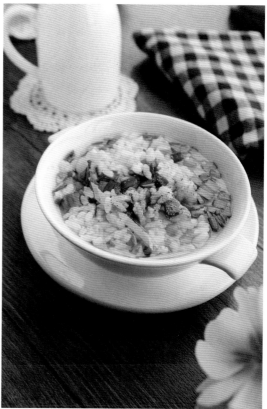

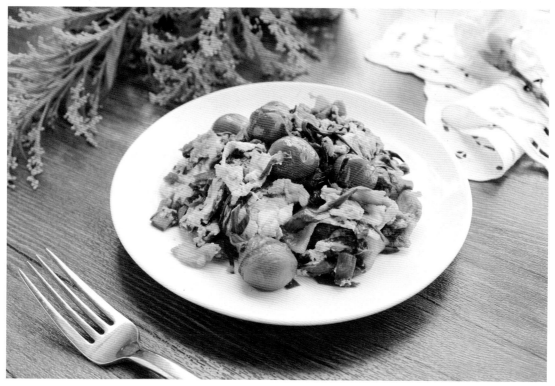

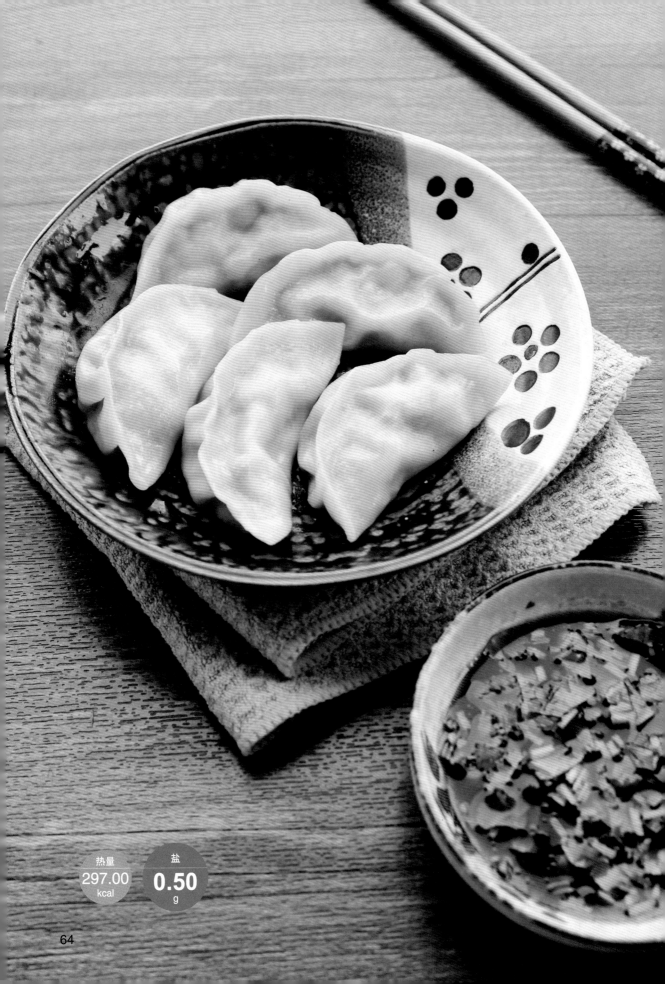

热量
297.00
kcal

盐
0.50
g

韭菜猪肉煎饺

原料（2人份）：

饺子皮 100g（10张）、猪瘦肉糜 100g、韭菜 40g、大葱 30g、A料【鸡蛋（半个）25g、黄酒 10ml、蚝油 5ml、胡椒粉少许】、植物油 5ml、B料【醋 10ml、生抽 5ml、辣油 5ml、香菜适量】、热水 80ml。

减盐 POINT

<蘸料>饺子馅中几乎无盐，凭借蘸料调味，减盐的同时不失美味。

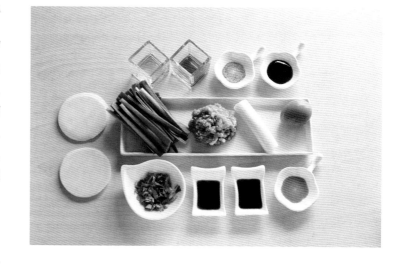

热量（kcal）	297.00	蛋白质（g）	17.59
脂肪（g）	10.04	碳水化合物（g）	32.11
盐（g）	0.50	膳食纤维（g）	1.58
胆固醇（mg）	115.22		

做法：

❶ 猪肉糜中加 A 料拌匀静置片刻，韭菜和大葱切碎。

❷ 将①中的韭菜和大葱与猪肉糜拌匀做成饺子馅，包饺子。

❸ 平底锅加热后倒入植物油，将饺子放入锅中，中火煎 1～2 分钟后，沿锅壁加入热水（80ml 热水分 2 次添加）改小火盖盖煎 8 分钟。

❹ 出锅，配上 B 料做的蘸料，趁热食用。

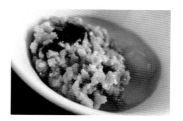

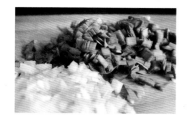
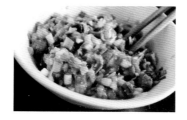
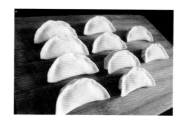

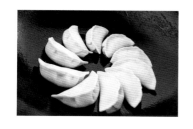
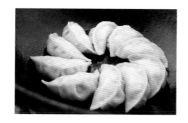
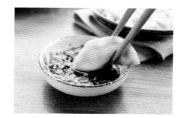

韭菜番茄猪五花炒蛋

猪五花薄片 140g、小番茄（8个）80g、韭菜 100g、鸡蛋（1个）55g、生抽 15ml。

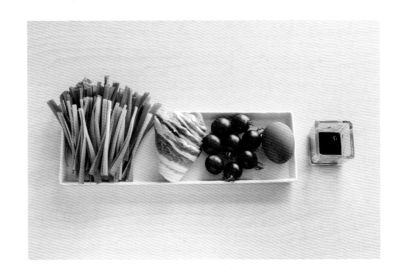

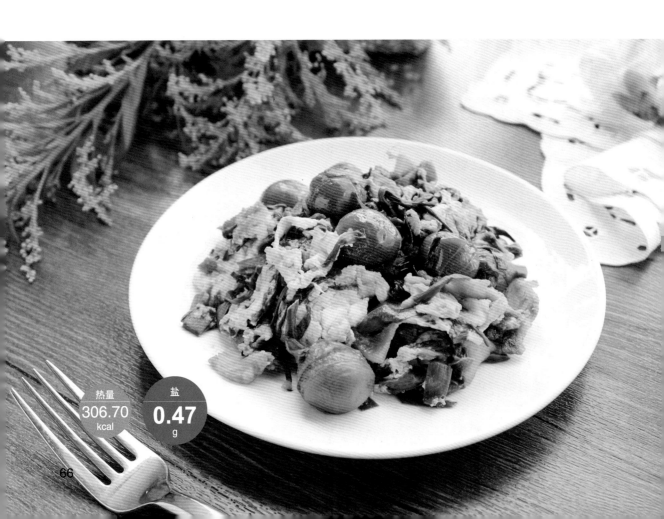

热量
306.70
kcal

盐
0.47
g

做法：

❶ 猪肉薄片切成容易入口的大小，韭菜切成 5cm 长小段，鸡蛋打成蛋液。

❷ 平底锅加热后放入①中的猪五花小火煎烤，出油后放入小番茄和①中的韭菜，翻炒后盖盖略焖。

❸ 待小番茄煮出水分后倒入蛋液、浇上生抽拌匀。

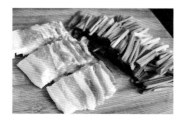 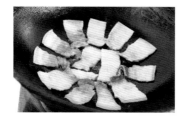

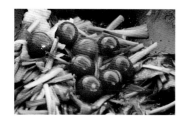 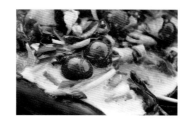 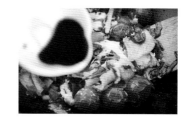

 减盐 POINT

<食材鲜味> 猪五花、鸡蛋、韭菜和小番茄，都是自带鲜味的食材，只要简单的加工，无需特别调味亦能品尝美味。

<合并控盐> 把番茄炒蛋和韭菜炒猪肉合并在一个菜中，不仅丰富了菜肴的口感，还有利于盐分和用油量的控制。

<最后着味> 最后浇上的生抽可使咸味仅停留在食材的表面，既能满足味蕾的需求又能控制盐分的摄入。

<焦香> 焦香的味道和焦脆的口感可以帮助减盐，所以建议将猪五花可适当煎得焦透些。

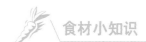 食材小知识

小番茄中富含可促进钠盐排出体外的钾元素，对稳定血压有着良好的作用。而番茄红色色素中的茄红素、胡萝卜素和维生素 C、维生素 E 等营养素不仅能防止皮肤黏膜的氧化和老化，还能保持血管的柔软性，对降压也有着一定的帮助。另外，番茄中所含的谷氨酸能产生鲜味，入菜可减少用盐量，减盐亦能变得简单轻松。

热量（kcal）	306.70	蛋白质（g）	10.89
脂肪（g）	27.42	碳水化合物（g）	5.39
盐（g）	0.47	膳食纤维（g）	1.42
胆固醇（mg）	229.48		

韭菜姜丝虾仁泡饭 不用盐的暖心泡饭

原料（2 人份）：

米饭（冷饭）200g、韭菜 60g、虾仁（6 个）60g、A 料【黄酒 5ml、盐 0.5g】、生姜 6g、黄酒 10ml、盐 0.5g、麻油 5ml、胡椒粉适量、水 400ml。

做法：

1 虾去头剥壳，挑去背筋，切成 1cm 长小段，加 A 料拌匀略腌；韭菜切成 1cm 长小段；生姜切成细丝。

2 水入锅煮沸后放入①中的姜丝和虾仁粒，再次煮沸后倒入黄酒，虾仁熟后倒入米饭，大火煮沸后改小火焖 3 分钟。

3 倒入韭菜，关火拌匀，撒上胡椒粉、淋上麻油出锅。

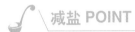

减盐 POINT

＜食材＞虾仁和韭菜的鲜美辛香无需特别调味。

＜热辣＞生姜、胡椒粉的热辣，黄酒的醇香，可帮助减盐调味。

食材小知识

生姜中含有的水杨酸，能降血脂、降血压、防止血液凝固、抑制血栓形成。

黄酒乙醇含量适中，适量饮用可促进血液循环、提高新陈代谢能力。而且黄酒中的钙、镁、钾等微量元素，则对稳定血压、防止血栓形成有着积极的作用。另外黄酒香醇浓郁，入菜可提香去腥，亦是减盐的调味助手。

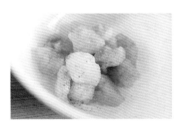
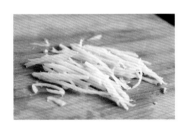
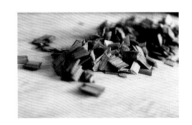
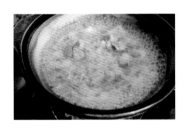

热量（kcal）	166.17	蛋白质（g）	6.58
脂肪（g）	3.14	碳水化合物（g）	27.40
盐（g）	0.72	膳食纤维（g）	0.75
胆固醇（mg）	0		

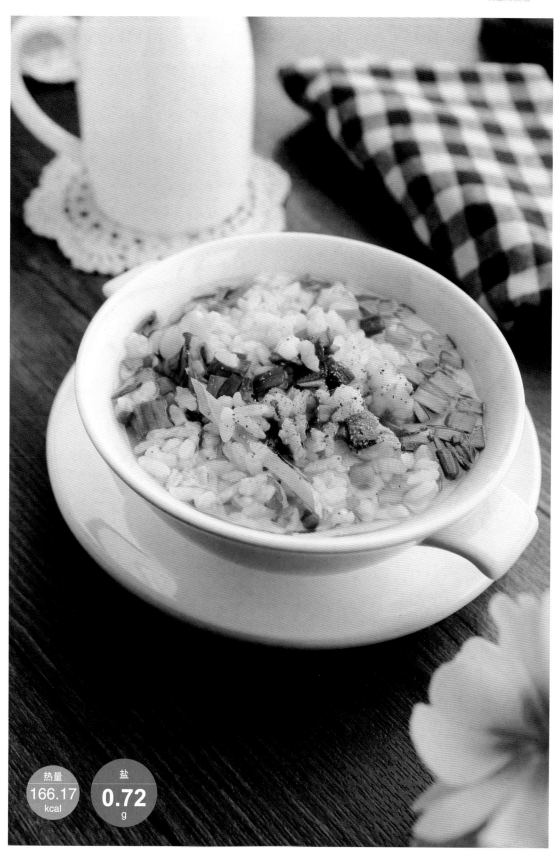

热量
166.17
kcal

盐
0.72
g

海 带

海带属于亚寒带藻类，是北太平洋特有地方种类，以日本北海道的青森县和岩手县分布为最多，此外朝鲜元山沿海也有分布，我国原不产海带，1927 年由日本引进后，首先在大连养殖，之后海带的养殖业蓬勃发展。海带的降血压成分主要是海带氨酸和牛磺酸。

降压原理

1. 海带氨酸可减少人体对胆固醇的吸收，而牛磺酸则具有调节中枢血压的作用。

2. 海带中所含的膳食纤维，能清除附着在血管壁上的胆固醇，并促其排出体外。

3. 海带表面常见的白霜实为甘露醇，具有降压、利尿和消肿的作用。

4. 海带中含有大量的多不饱和脂肪酸 EPA，能使血液的黏度降低，减少血管硬化。

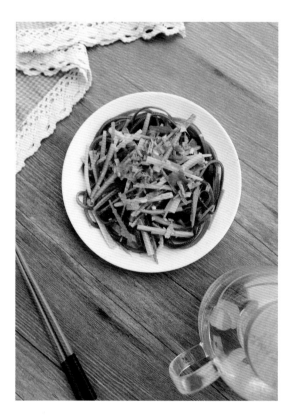

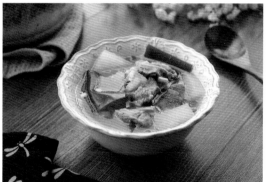

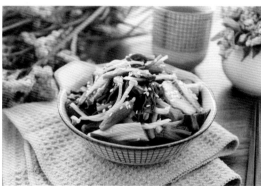

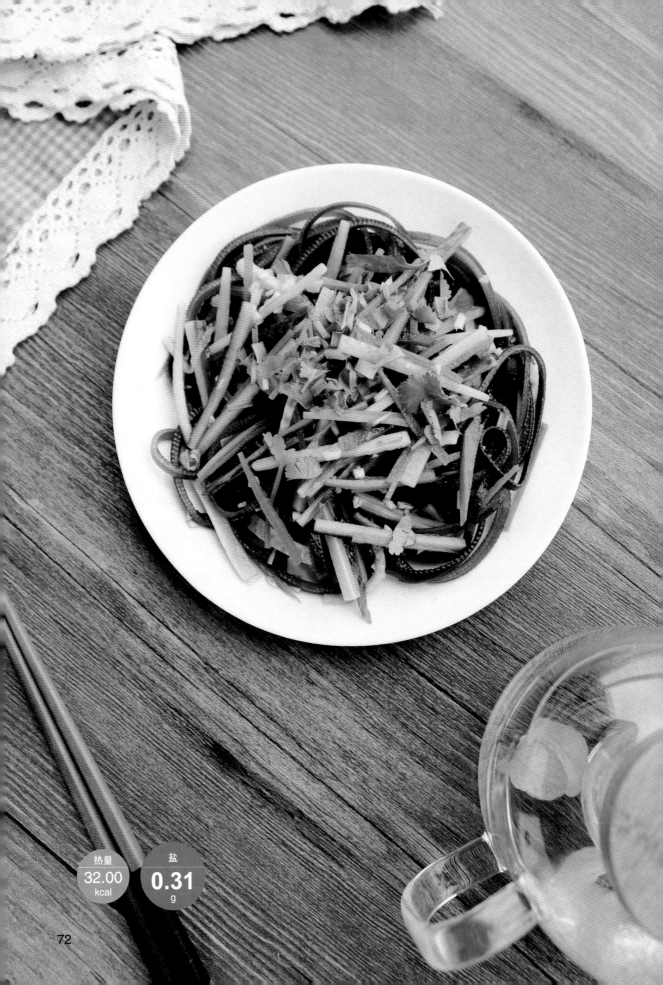

热量
32.00
kcal

盐
0.31
g

酸辣海带丝

原料（2人份）：

海带丝 100g、黄瓜 50g、胡萝卜 20g、香菜少量 8g、A料【生抽 10ml、陈醋 10ml、糖 5g、蒜泥 5g、花椒油 5ml】。

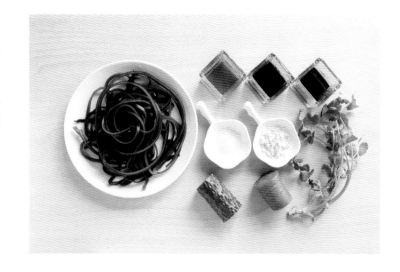

做法：

❶ 海带丝入沸水锅中焯烫 2 分钟取出，冷开水冲凉后沥干。

❷ 黄瓜、胡萝卜切成 8cm 长的细丝。

❸ 将①和②混合后，倒入 A 料的混合汁，拌匀撒上香菜即可。

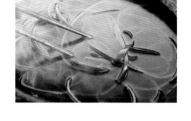
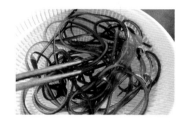
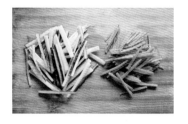
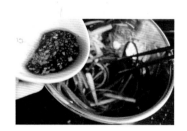

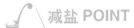 减盐 POINT

<鲜味> 海带本身的鲜味可以帮助减盐。

<食材> 黄瓜、胡萝卜丝这样的食材无盐亦可食用。

<酸辣> 酸辣辛香的调料是控盐的好帮手。

热量（kcal）	32.00	蛋白质（g）	1.67
脂肪（g）	0.16	碳水化合物（g）	6.74
盐（g）	0.31	膳食纤维（g）	0.77
胆固醇（mg）	0		

食材小知识

胡萝卜中的胡萝卜素对改善高血压有着良好的作用，由于胡萝卜素属于脂溶性维生素，建议做菜时尽量涉油烹饪。

TIPS

海带焯水时可在水中适量加些白醋，一是帮助去腥，二是防止海带煮烂影响口感。

海带冬瓜排骨汤

小排骨 300g、海带（盐渍）
80g、冬瓜 100g、胡萝卜 60g、
生姜 10g、小葱 15g、黄酒
10ml、盐 2g、水 600ml。

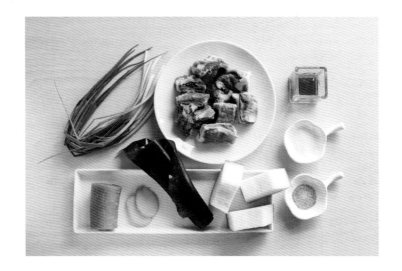

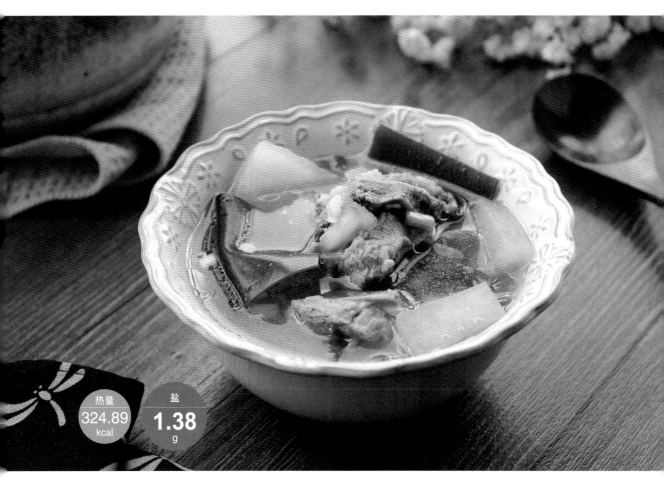

热量
324.89
kcal

盐
1.38
g

做法：

❶ 将海带（盐渍）放入温水中浸泡 2 小时，冲洗干净后切块；冬瓜和胡萝卜去皮后切成容易入口的小块；生姜切片，2/3 的小葱打成葱结，1/3 的小葱切碎。

❷ 小排骨放入水锅中加姜片、黄酒（未计入原料量）焯水后捞出洗去血沫。

❸ 将②中的小排骨放入锅中，加清水，放入①中的姜片、葱结，煮沸后倒入黄酒，中火煮 10 分钟后改小火煮 20 分钟。

❹ 将①中的海带放入③中，20 分钟后取出姜片和葱结，放入冬瓜和胡萝卜继续煨煮，待冬瓜和胡萝卜变软后撒上①中的葱花和盐即可。

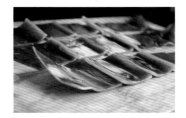 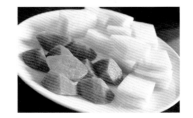 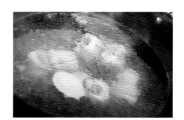

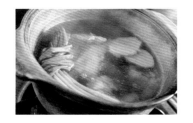 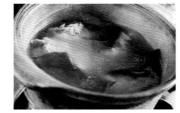 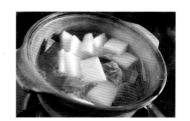

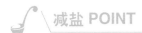 减盐 POINT

<鲜味> 海带和小排都是鲜味度很高的食材，经小火煨煮，已使汤汁变得鲜美浓厚，极少的盐分也能使汤汁变得美味，如果不喜欢海带的腥味，可在汤中撒些胡椒粉，如果嫌汤过于清淡，可另行配醋或辣酱蘸食。

食材小知识

冬瓜，夏日之蔬，但由于其保存性高，只要置于阴冷处可保存至冬天，所以被称为冬瓜。冬瓜 90% 以上是水分，属于低热量蔬菜，富含维生素 C 和钾等营养素，其中维生素 C 有提高机体抵抗力的作用，而钾元素则可促进钠盐的排出进而稳定血压，也是非常适宜高血压人群食用的健康食材。

热量（kcal）	324.89	蛋白质（g）	19.21
脂肪（g）	25.21	碳水化合物（g）	6.24
盐（g）	1.38	膳食纤维（g）	1.82
胆固醇（mg）	157.68		

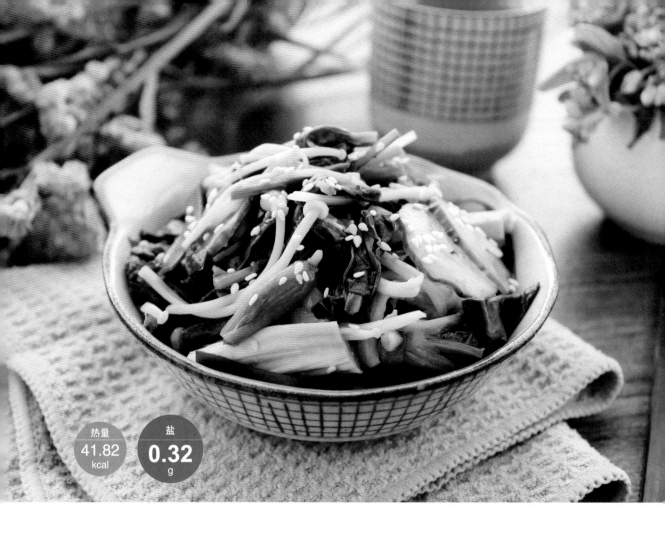

热量 41.82 kcal

盐 0.32 g

海带菠菜拌腐竹

原料（2 人份）：

菠菜 100g、金针菇 30g、黄瓜 25g、腐竹（干）9g、海带丝 10g、A 料【姜蓉 1g、薄盐生抽 15ml】、熟白芝麻碎 1 小勺。

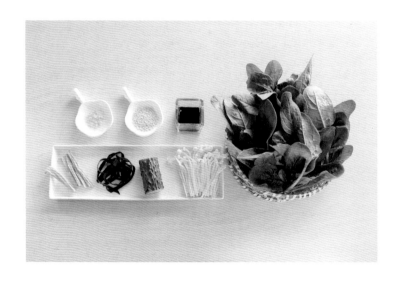

热量（kcal）	41.82	蛋白质（g）	4.12
脂肪（g）	1.22	碳水化合物（g）	5.03
盐（g）	0.32	膳食纤维（g）	1.39
胆固醇（mg）	0		

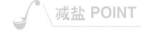

减盐 POINT

< 鲜味 > 金针菇和嫩海带特有的鲜味和爽滑的口感可帮助菜肴减盐。

< 盐水浸泡 > 黄瓜放入 3% 浓度的盐水浸泡可防止盐分过度摄入，入菜前清水冲洗可去除表面多余的盐分，使用盐量控制在最低限度。

< 香味 > 白芝麻的香味有助于美味提升。

做法：

❶ 菠菜和金针菇入沸水锅中焯水，捞出挤干水分后切成 3cm 长小段；黄瓜切成 2mm 厚薄片放入 3% 浓度的盐水中浸泡 20 分钟，取出后清水冲洗并挤干；海带入沸水锅中焯水，捞出沥干切断；腐竹温水泡发后沥干切成 3cm 长小段。

❷ 将①中所有食材放在碗中混合，倒入 A 料拌匀，撒上白芝麻碎即可。

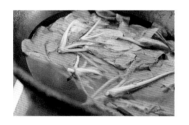
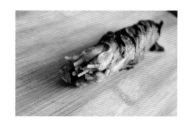
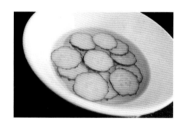
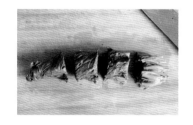
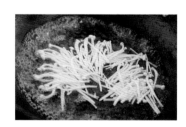
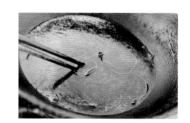
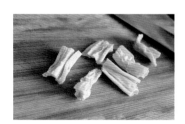
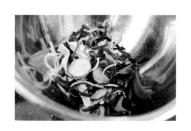
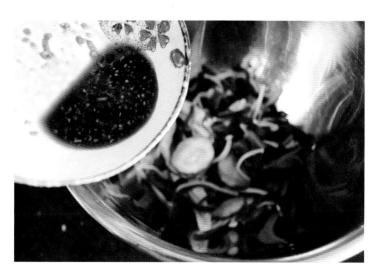

花　生

花生原名落花生，又名"长生果"，是我国产量丰富、食用广泛的一种坚果。被誉为"植物肉""素中之荤"。

降压原理

1. 花生中含有大量的亚油酸，可将人体内胆固醇分解为胆汁酸排出体外，避免胆固醇在体内沉积，减少心脑血管疾病的发生率。

2. 花生中含有较丰富的钙，有利于排钠降压。

慎食人群

慢性胃炎、胃溃疡、慢性肠炎、胆囊炎、痛风和高脂蛋白血症患者。

你知道吗?

1. 花生是蛋白质的良好来源，富含单不饱和脂肪酸，不含胆固醇，是天然的低钠食物。

2. 花生容易被黄曲霉素污染，所以要选择无霉变的花生，不要食用过保质期的花生酱。

3. 保持营养成分又安全的最佳烹饪方式是水煮。

4. 食用量是关键！花生的脂类含量高、热量大、有油腻感。每天合适的食用量为20g。

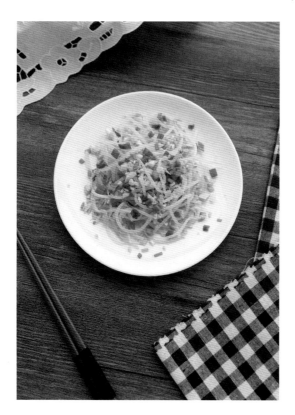

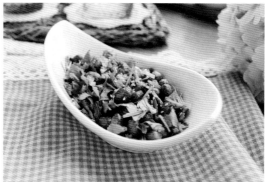

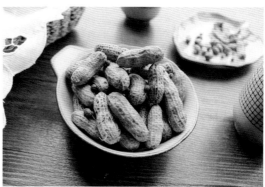

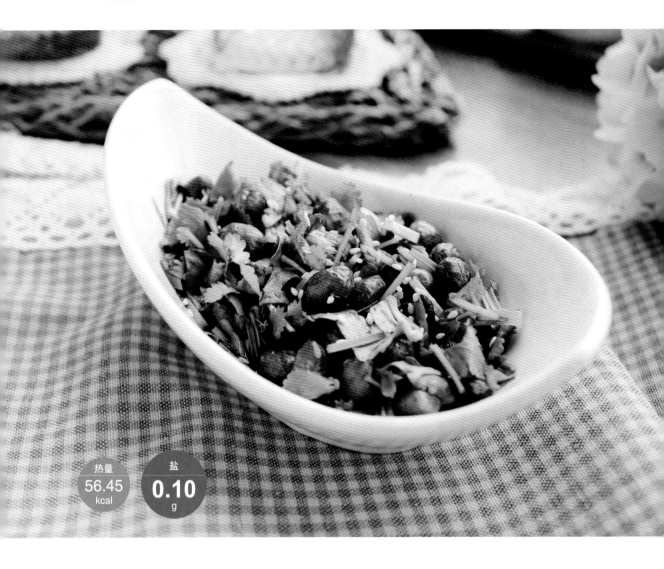

热量 **56.45** kcal　盐 **0.10** g

陈醋香菜花生米

原料（6人份）：

花生米 50g、A 料【陈醋 20ml、
糖 5g、生抽 5ml、白芝麻 3.5g】、
香菜 12g、油炸用油少量。

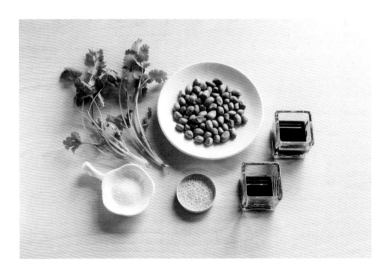

做法：

❶ 用清水将花生米冲洗沥干，倒入冷油锅中小火快炒，听到劈啪作响时关火，用余热翻炒 1 分钟后出锅。

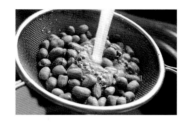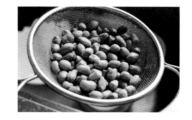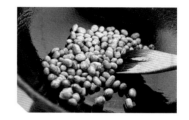

❷ 待花生米冷却后倒入 A 料的混合汁，拌匀后撒上香菜即可。

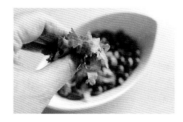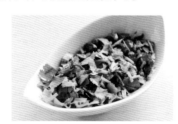

热量（kcal）	56.45	蛋白质（g）	2.31
脂肪（g）	4.23	碳水化合物（g）	2.87
盐（g）	0.10	膳食纤维（g）	0.60
胆固醇（mg）	0		

 ### 调料小知识

醋可以降低血脂、软化血管，使血管保持弹性。常食用醋浸泡的食物有防治疾病的效果，尤其对高血压、动脉硬化、冠心病、肥胖病、糖尿病有特殊作用。

香菜中的维生素 C 含量要比普通蔬菜高很多，一般人一天食用 7 ～ 10g 香菜叶就能满足人体对维生素 C 的需求。而丰富的维生素 C 具有降血脂、扩张血管、增加冠状动脉血流量和软化血管等作用，对降压和预防动脉硬化及其他心脑血管疾病有一定效果。

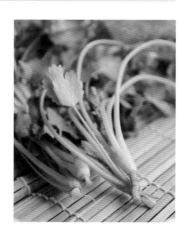

减盐 POINT

＜食材＞油炸后的花生米香脆可口，无需特别调味。

＜调料＞醇香浓厚的陈醋替代了传统的"撒盐"，别致的风味成功控盐。

热量（kcal）	39.30	蛋白质（g）	2.20
脂肪（g）	2.50	碳水化合物（g）	2.80
盐（g）	0.26	膳食纤维（g）	0.80
胆固醇（mg）	0		

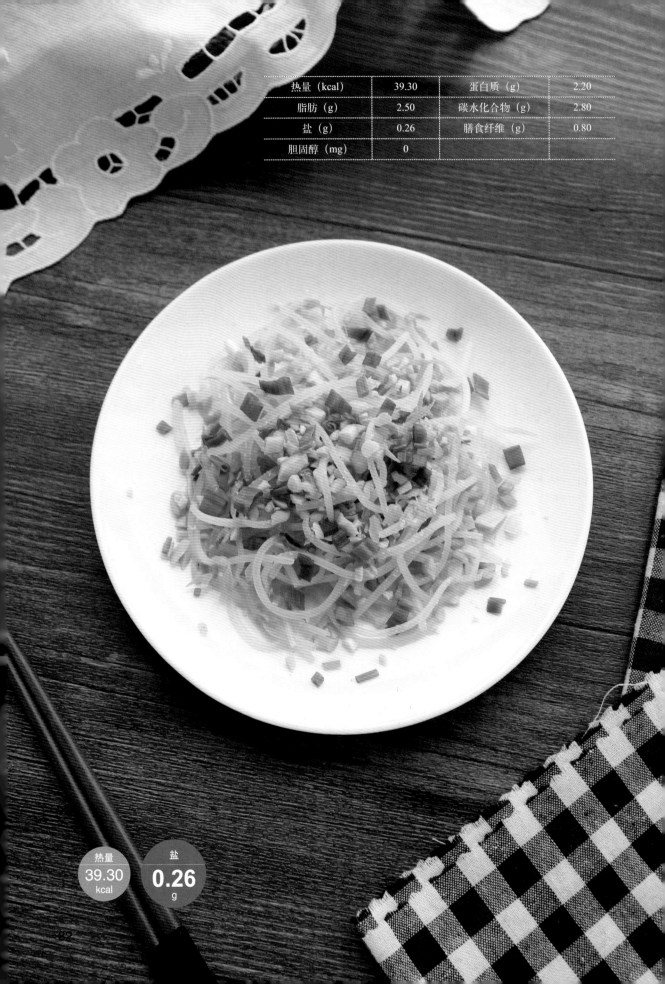

热量
39.30
kcal

盐
0.26
g

花生小葱拌豆芽

原料（2 人份）：

熟花生米（去衣）10g、豆芽
100g、柠檬汁 2g、盐 0.5g、葱
花 5g。

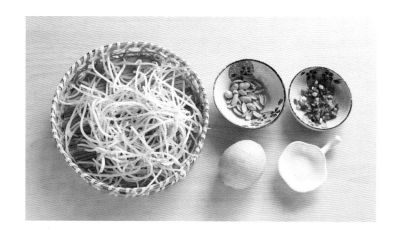

做法：

❶ 豆芽去根后，入沸水锅中焯烫后捞出，冷开水冲凉后沥干。

❷ 花生米装入密实袋中，用擀面杖碾碎。

❸ 将①和②混合后，加盐、柠檬汁拌匀，撒上葱花即可。

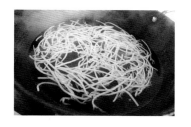
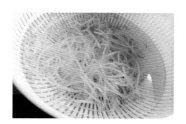

减盐 POINT

<花生、小葱>拌入了香脆的花生碎和辛香的小葱，豆芽原本清淡的口感瞬间变得立体而丰富，低盐亦能呈现美味。

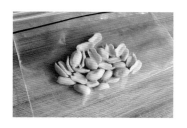
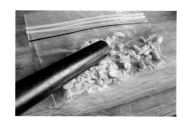

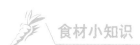

食材小知识

绿豆芽，即绿豆种子经浸泡后发出的嫩芽。绿豆在发芽的过程中，维生素 C 会增加很多，而且部分蛋白质也会分解为各种人体所需的氨基酸，可达到绿豆原含量的 7 倍，所以绿豆芽的营养价值比绿豆更大。绿豆芽有很好的降血脂、软化血管的功效，故对稳定血压也有一定的作用。

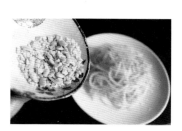
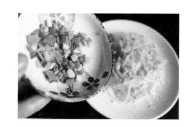

椒盐水煮落花生

原料：

新鲜花生（带壳）250g、盐 5g、
花椒 3g。

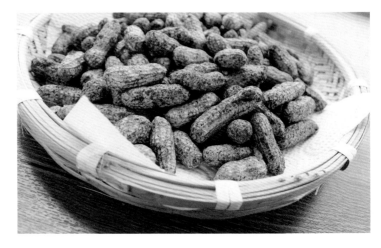

做法：

1. 用清水将花生壳上的泥土冲洗干净。
2. 将花生放入锅中，加水（没过花生即可）、盐、花椒，大火煮沸后小火煮 20 分钟。
3. 将花生捞出沥干、装盘。

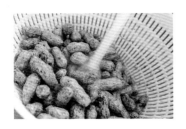
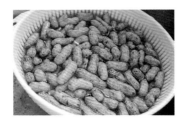

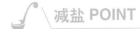
减盐 POINT

<带壳水煮> 厚粗的花生外壳
是控盐的天然屏障，带壳水煮时，
即使汤水较咸也很难将咸味渗入花
生仁中，新鲜花生仁果肉软糯甘甜，
略微的咸味就能提鲜。

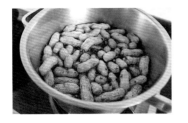
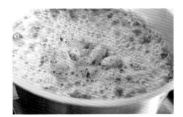
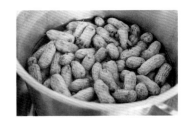

热量（kcal）	394.85	蛋白质（g）	15.90
脂肪（g）	33.66	碳水化合物（g）	17.22
盐（g）	0.50	膳食纤维（g）	10.20
胆固醇（mg）	0		

TIPS

建议一人一天食用 10 粒左右。一次
可适当多量水煮，捞出沥干后晒干
或放入冰箱冷冻保存。

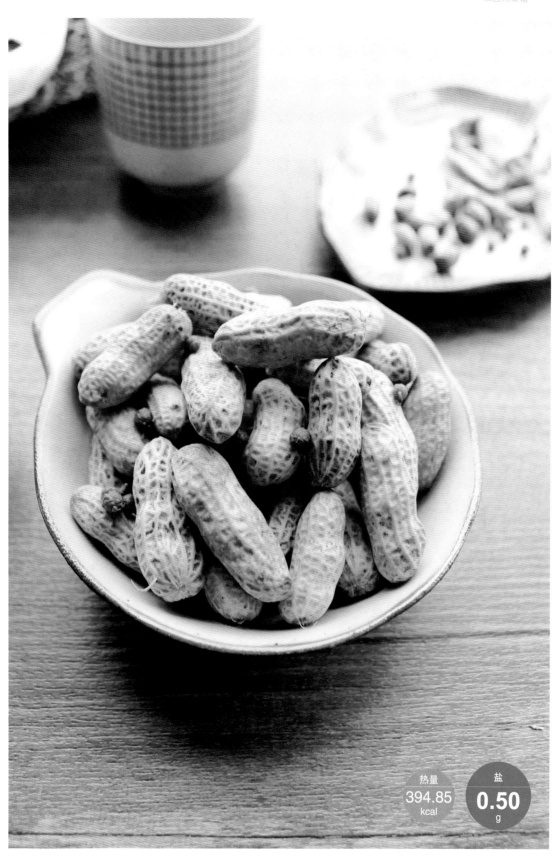

热量
394.85
kcal

盐
0.50
g

荸荠

荸荠，又名马蹄、地梨，原产于印度。中国自西汉时已有栽培记载。在我国主要分布于江苏、安徽、浙江、广东等水泽地区。因味甜多汁，清脆可口，有"地下雪梨"之美誉，既可当水果生吃，又可做蔬菜食用，是大众喜爱的时令之品。

研究表明荸荠中存在的降压作用活性成分主要是多酚类物质、黄酮类化合物、甾醇、荸荠英等。

降压原理

英国的科学家在荸荠中发现一种不耐热抗菌物质"荸荠英"，这种物质对降低血压有一定效果，但目前机制尚未明确。

慎食人群

1. 小儿消化功能低下者。

2. 慢性腹泻者。

你知道吗?

1. 荸荠的纤维是球状的，容易吸附杂质，有很好的清理肠道功能。

2. 荸荠不宜生吃！因为荸荠生长在泥中，皮肉都有可能附着较多的细菌和寄生虫，所以一定要洗净、去皮、煮透后方可食用，而且煮熟的荸荠更甜。

3. 一定要生吃的话，则要彻底清除芽眼和外皮，否则易导致姜片虫卵进入肠道寄生。

荸荠的存储

1. 不宜置于塑料袋内，用通风的竹箩筐存储效果最佳。

2. 把荸荠放在太阳底下暴晒，可以让荸荠保存更长的时间，而且晒干后的荸荠更甘甜、可口。

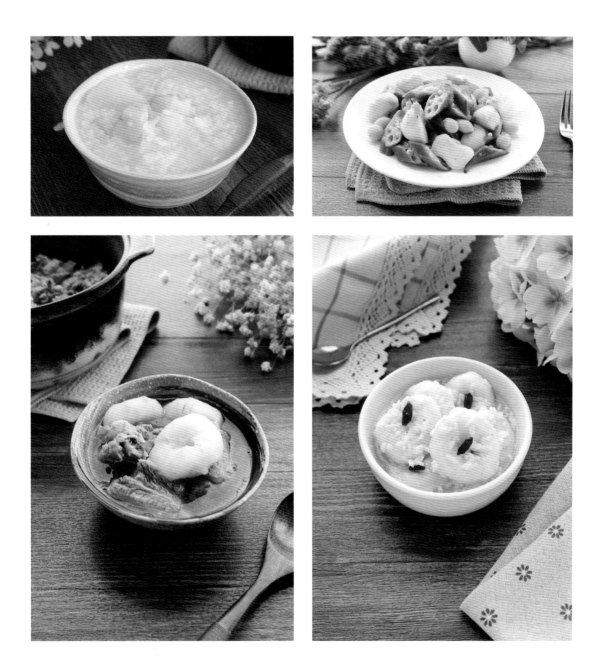

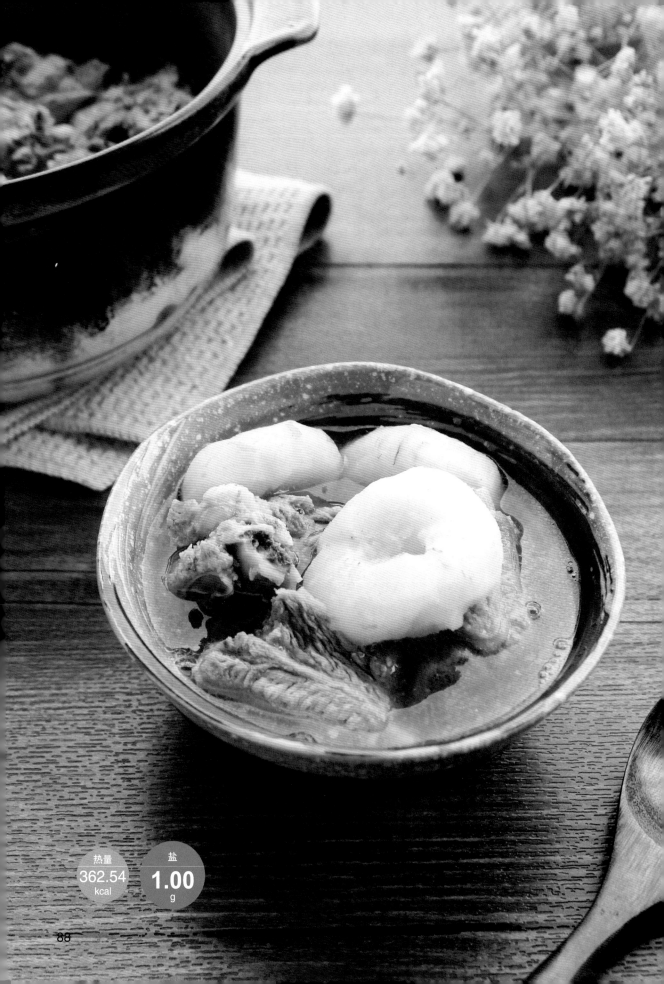

热量
362.54
kcal

盐
1.00
g

荸荠排骨汤

原料〔2 人份〕：

猪 小 排 300g、荸 荠〔去皮〕200g、姜 10g、黄酒 10ml、盐 2g、水 600ml。

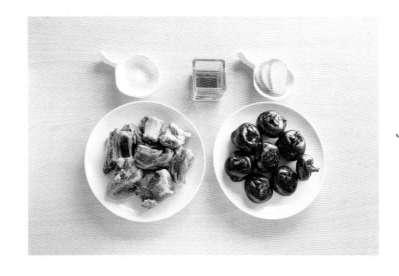

做法：

❶ 小排骨放入水锅中加姜片、黄酒（未计入原料量）焯水后捞出洗去血沫；荸荠去皮，大个儿的切开。

❷ 将①中的小排骨放入锅中，加清水、放入姜片煮沸后倒入黄酒，中火煮 10 分钟后改小火煮 30 分钟。

❸ 将②中的姜片取出，放入①中荸荠，小火煮 20 分钟后加盐调味出锅。

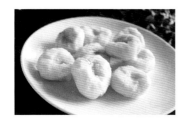
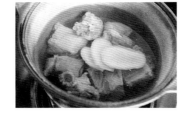
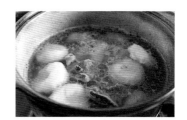

热量（kcal）	362.54	蛋白质（g）	19.32
脂肪（g）	25.15	碳水化合物（g）	14.96
盐（g）	1.00	膳食纤维（g）	1.10
胆固醇（mg）	157.68		

 减盐 POINT

<食材>猪肉和荸荠食材本身鲜美，煮出的汤亦清淡甘香，无需过多调味。

TIPS

鲜美的汤品一定要少加盐，甚至不加盐，如果嫌排骨太淡，食用时可另配蘸料，但蘸食时也应以少为宜。

酒酿荸荠

荸荠 100g、酒酿 60g、柠檬碳酸水 60ml、枸杞子 4 颗。

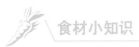

食材小知识

酒酿，糯米拌入酒曲发酵而成，富含人体所需的多种氨基酸和维生素，适量饮用有利于活血强心，还可减少脂类在血管内沉积，对控压也有一定的作用。

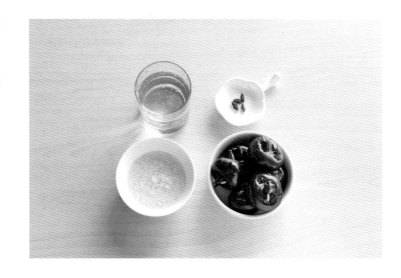

热量（kcal）	89.58	蛋白质（g）	1.88
脂肪（g）	0.19	碳水化合物（g）	20.55
盐（g）	0.06	膳食纤维（g）	1.56
胆固醇（mg）	0		

做法：

❶ 荸荠去皮，大个儿的切开。
❷ 将酒酿拌入荸荠，注入柠檬碳酸水。
❸ 包上保鲜膜入冰箱冰镇 1 小时后倒去柠檬碳酸水即可食用。

TIPS

柠檬碳酸水可用市售的雪碧、七喜等。

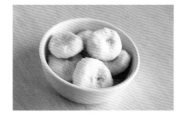
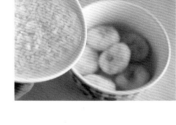
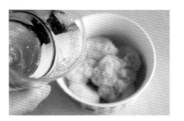
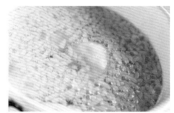

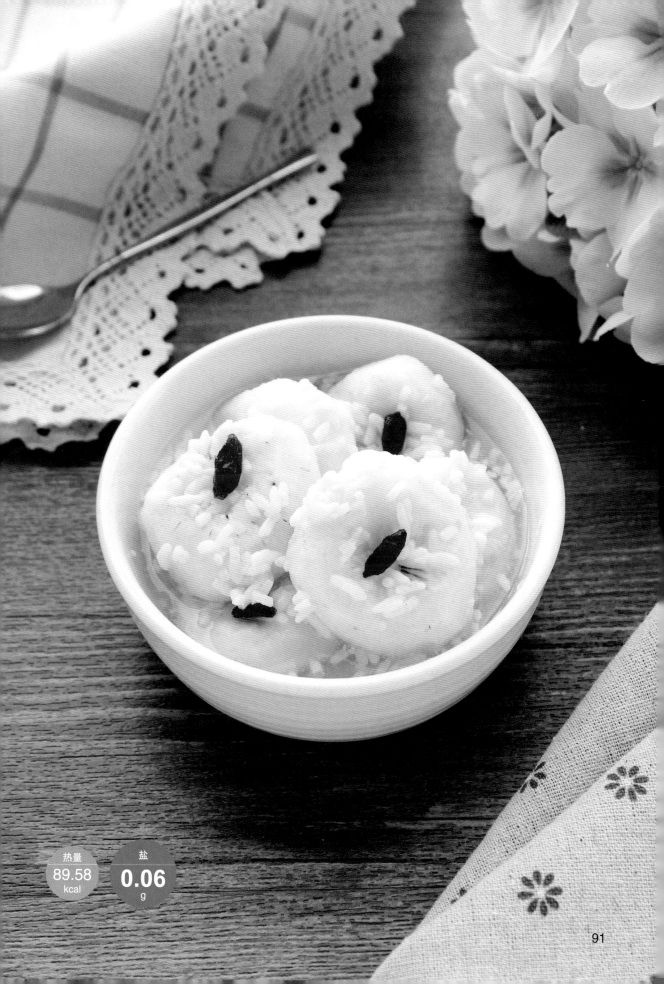

热量 89.58 kcal

盐 0.06 g

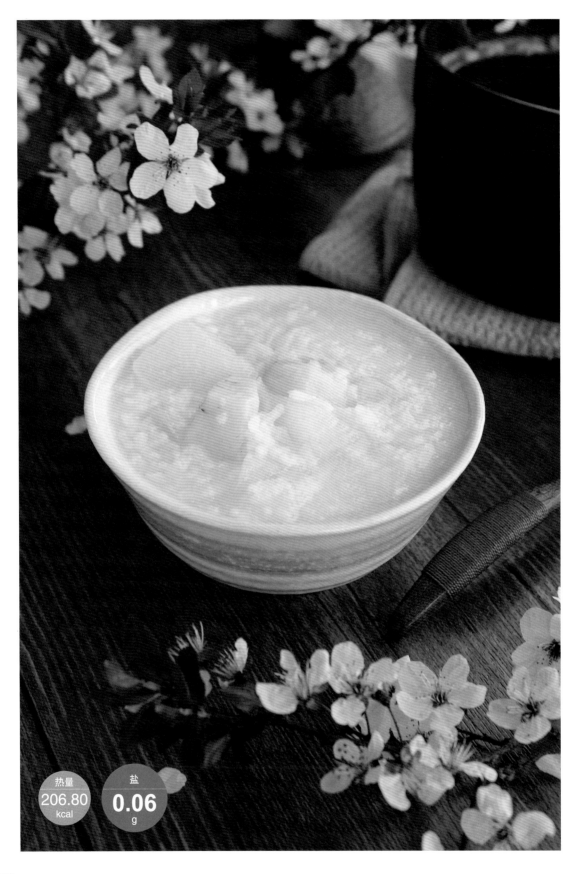

热量
206.80
kcal

盐
0.06
g

荸荠萝卜粳米粥

原料（2人份）：

粳米 100g、荸荠 50g、萝卜 50g、白糖 10g。

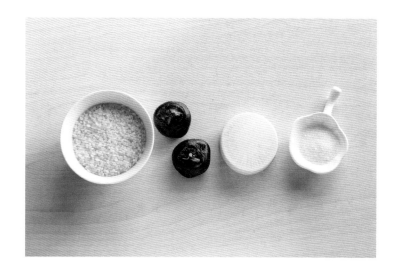

做法：

❶ 荸荠和萝卜去皮后切成 3cm 见方小块。

❷ 粳米淘洗后倒入锅中，加 700ml 的水用旺火煮沸后放入①中的荸荠和萝卜块，改用小火熬煮成粥。

❸ 白糖入锅拌匀，稍焖片刻即可盛起食用。

TIPS

如果嫌麻烦，可以将所有食材一起放入电饭煲，直接煮粥亦可。

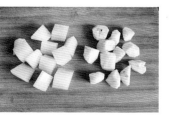
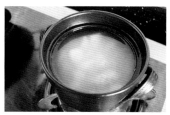
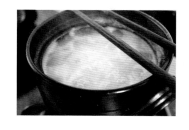

食材小知识

冬天的萝卜赛人参，萝卜绝对是寒冬季节管理血压的好食材。萝卜中富含的维生素 P、维生素 E 和维生素 C 有使毛细血管变得强壮的作用，对脑卒中有很好的预防功效。生食时，淀粉酶等酵素对烧心、胃酸过多等肠胃不适症也有一定的缓解作用。

热量（kcal）	206.80	蛋白质（g）	4.18
脂肪（g）	0.28	碳水化合物（g）	47.60
盐（g）	0.06	膳食纤维（g）	0.73
胆固醇（mg）	0		

荸荠银杏拌秋葵

原料（2 人份）：

荸荠 150g、秋葵 120g、银杏 50g、苹果 25g、A 料【薄盐生抽 15ml、柠檬汁 2ml】。

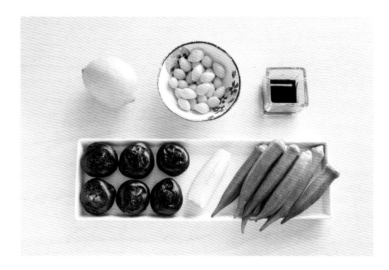

热量 164.12 kcal

盐 0.24 g

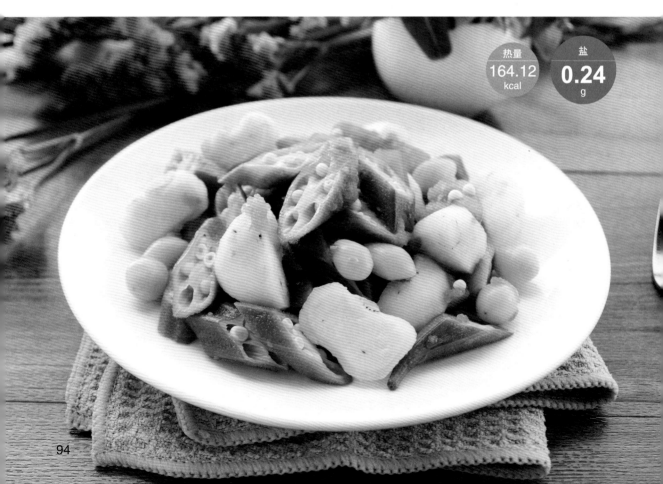

做法：

❶ 荸荠去皮后焯水，捞出沥干并切成容易入口的大小；秋葵焯水后用冷开水冲凉，沥干后斜切成块；银杏焯水沥干备用。

❷ 苹果搓成细泥，与 A 料调匀。

❸ 将①中所有食材在盘中混合，倒入②拌匀即可。

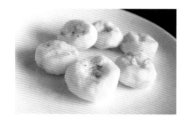 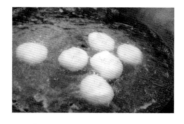 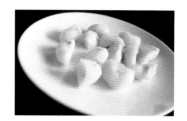

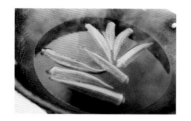 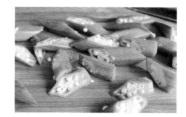 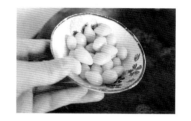

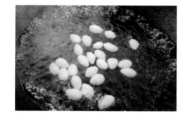 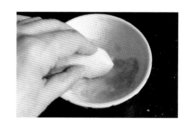 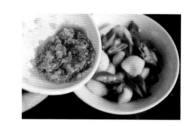

热量（kcal）	164.12	蛋白质（g）	5.66
脂肪（g）	0.56	碳水化合物（g）	37.45
盐（g）	0.24	膳食纤维（g）	3.32
胆固醇（mg）	0		

TIPS

秋葵的预处理方法：
将洗净擦干的秋葵置于砧板上，撒盐并用手掌搓滚 30 秒，不冲洗直接倒入沸水锅中焯煮 2 分钟，捞出冷水冲凉后改刀。

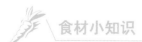 **减盐 POINT**

〈苹果泥〉苹果泥和调料拌匀后，可作为拌料的介质均匀地分散在食材上，少量的盐分亦能使菜肴口感丰富，轻松控盐。

食材小知识

秋葵中的黏液实质是胶质和黏液素，胶质有降压功效，而黏液素有保护胃黏膜和整肠的作用。多食秋葵对管理血压、调整肠胃都有一定的帮助。

菠　菜

菠菜原产伊朗，别名红根菜、鹦鹉菜。菠菜种子是唐朝时从尼泊尔作为贡品传入中国的。我国各地普遍栽培，是常见的深色蔬菜之一。

降压原理

1. 菠菜中含有较多的钾，可缓解钠摄入过多所造成的损害。

2. 菠菜所含有的膳食纤维，可降低胆固醇，延缓动脉粥样硬化的形成或进展。

慎食人群

高血压患者已合并有肾功能不全，应限制高钾食物的摄取，因为，此时高血压患者体内的钾无法正常代谢，摄取过多可引起心律失常等不良后果。

烹饪注意

由于菠菜中含有大量草酸，不利于消化，故建议烹调时做焯水处理。

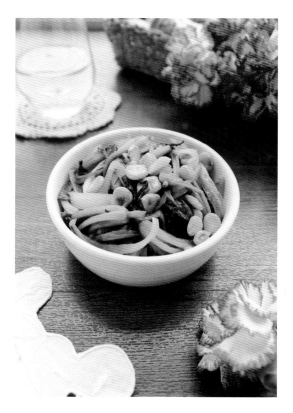

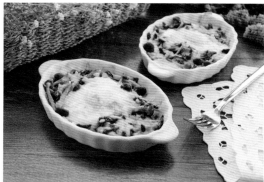

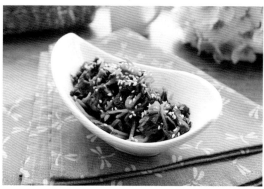

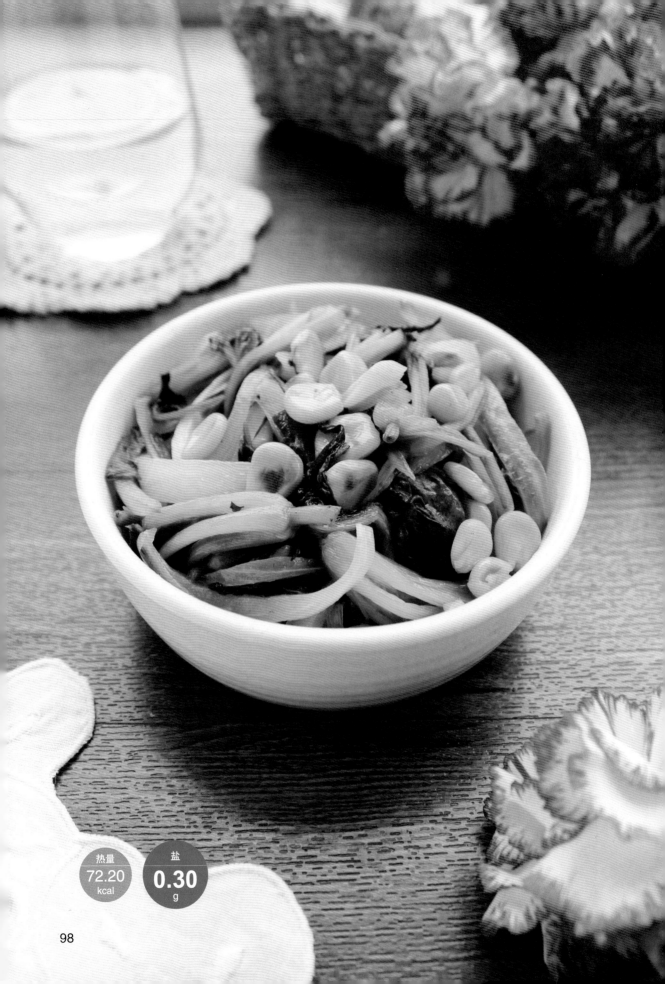

热量
72.20
kcal

盐
0.30
g

菠菜玉米黄油烧

原料（2人份）：

玉米粒 40g、菠菜 150g、洋葱 50g、生抽 10ml、无盐黄油 5g、胡椒粉适量。

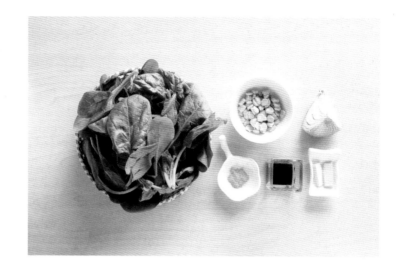

做法：

❶ 菠菜切成 4cm 长的小段，洋葱切成 5mm 宽的薄片，玉米粒入沸水锅中焯烫后捞出沥干。

❷ 将①中的菠菜、玉米粒、洋葱放入平底锅中，盖盖中火煎煮，水汽出来后焖 30 秒。

❸ 用筷子翻动散发水汽，加酱油、黄油、胡椒粉调味，出锅装盘。

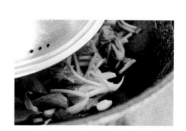

热量（kcal）	72.20	蛋白质（g）	3.34
脂肪（g）	3.00	碳水化合物（g）	10.20
盐（g）	0.30	膳食纤维（g）	2.08
胆固醇（mg）	7.40		

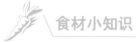

食材小知识

　　玉米和小麦、大米齐名为"世界三大农作物"，除了富含碳水化合物、蛋白质、亚油酸和脂质，矿物质、维生素和膳食纤维的含量亦很高。其中钾元素和膳食纤维可以帮助过多的钠元素排出体外，而维生素 B_1、B_2 等 B 族维生素可保持血管软化，促进新陈代谢，属于可改善高血压症的有用食材。另外玉米久存会使甜味和维生素含量降低，故建议尽量趁新鲜食用。

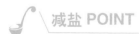

减盐 POINT

　　< 黄油 > 黄油浓郁的香味可以弥补减盐后的口感缺失。

　　< 最后着味 > 出锅前调味可以使少量的咸味停留在食材的表面，既可满足味蕾亦能有效控盐。

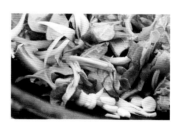

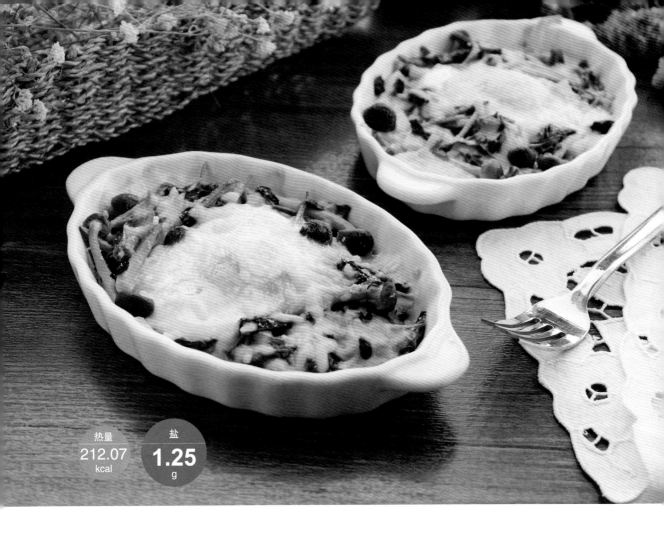

热量
212.07
kcal

盐
1.25
g

芝士焗烤菠菜菌菇蛋

原料（2 人份）：

鸡蛋（2 个）120g、芝士 60g、
菠菜 100g、蟹味菇 50g、A 料
【盐 0.7g、胡椒粉少量】、芝士
粉 2g。

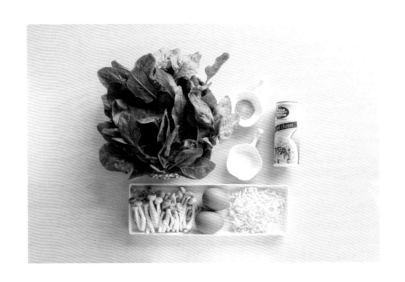

做法：

❶ 将菠菜切成 3cm 长小段，蟹味菇去根分成小朵。

❷ 将①中的蔬菜和 A 料混匀，包上保鲜膜入微波炉高火加热 1.5 分钟，取出后和芝士拌匀。

❸ 将②等分装入耐热容器，分别敲入 1 个鸡蛋，撒上芝士粉后，放入烤箱（预热至 200℃）200℃烤 10 ～ 15 分钟。

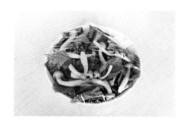 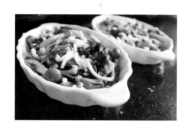

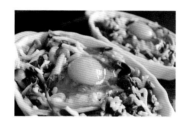 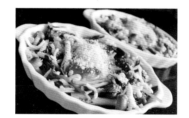 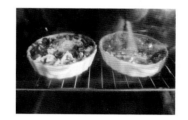

热量（kcal）	212.07	蛋白质（g）	18.68
脂肪（g）	12.97	碳水化合物（g）	6.12
盐（g）	1.25	膳食纤维（g）	1.60
胆固醇（mg）	370.78		

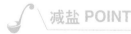 减盐 POINT

<芝士>芝士浓郁的奶香可以降低菜肴对盐分的要求。

<食材>鸡蛋本身带有淡淡的咸味，而蟹味菇的鲜美亦能帮助减盐。

<加工>焗烤使食材鲜味浓缩、香味浓郁，低盐亦能感受美味。

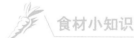 食材小知识

蟹味菇等菌菇类食材含有丰富的膳食纤维、维生素 B_1、B_2 等多种营养成分，不仅可协助体重控制还能促进胆固醇和过剩的盐分排出体外，对预防动脉硬化、控制血压都有很好的作用。此外，蟹味菇中的谷氨酸、天冬氨酸等氨基酸的鲜味度很高，入菜可凭借鲜味帮助控盐，也是高血压减盐菜谱中的理想食材。

TIPS

芝士和鸡蛋中都含有盐分，所以盐分的添加需扣除此部分食材的咸味。

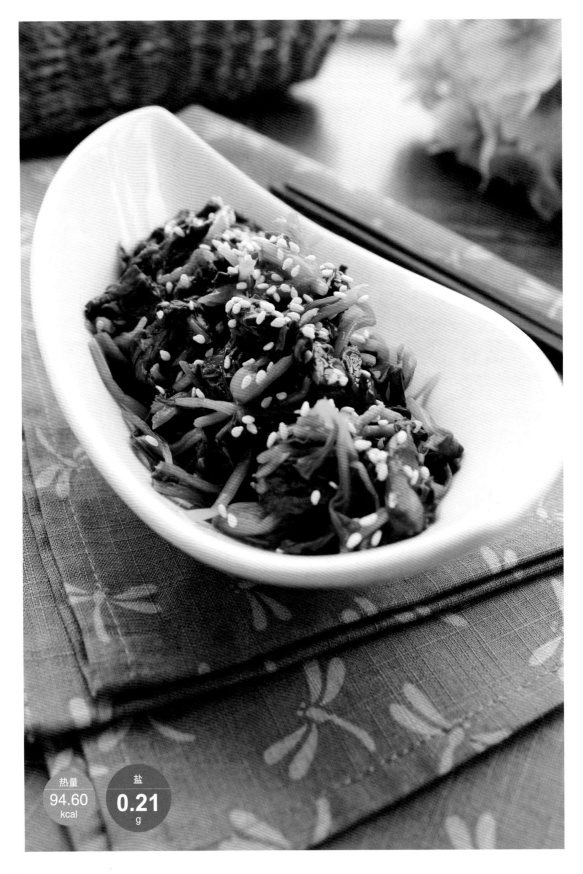

热量
94.60
kcal

盐
0.21
g

芝麻拌菠菜 拌比炒更容易控盐

原料〔2 人份〕:

菠菜 120g、A 料【麻油 15ml、生抽 6ml、辣油 1ml】、熟白芝麻 3g。

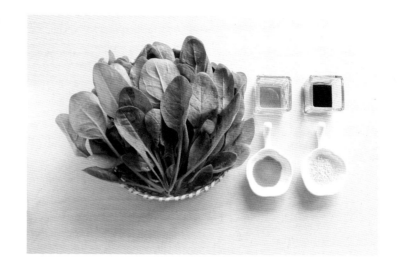

做法:

① 菠菜入沸水焯烫，捞出冷水冲凉，挤干水分，切成 4cm 长小段。

② 将①中的菠菜放入碗中，拌入 A 料，撒上芝麻即可。

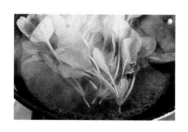
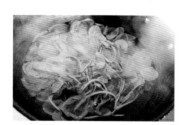
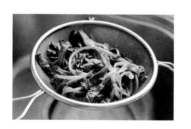
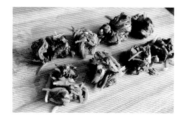

减盐 POINT

<凉拌> 用拌入法调味可使调料停留在食材的表面，即使少盐亦能感受鲜美。

<麻香> 芝麻和麻油的香味可以丰富菜肴的风味，有助控盐。

<辣油> 微弱的辛辣可以刺激味觉，减低味蕾对咸味的依赖。

食材小知识

芝麻不仅营养丰富，还是脂溶性氧化剂，可有效增强血管弹性，促进血液循环，而其富含的钙、磷、钾、钠、铁、锰、锌等矿物质及微量元素也有生血、活血、排钠的功效，所以芝麻也被称为"美味的降压食品"。

热量（kcal）	94.60	蛋白质（g）	1.98
脂肪（g）	8.75	碳水化合物（g）	3.19
盐（g）	0.21	膳食纤维（g）	1.17
胆固醇（mg）	0		

绿 豆

绿豆原产于我国、印度和缅甸，有 2000 多年的栽培史。我国现在主产于河南、河北、山东、安徽等省，一般秋季成熟上市。绿豆是我国传统的药食同源的食材，绿豆汤是家庭常备的夏季清暑饮料。

降压原理

1. 降低胆固醇

研究发现，绿豆中所含的植物甾醇与胆固醇竞争酯化酶，使之不能酯化而减少肠道对胆固醇的吸收，并可通过胆固醇异化或在肝脏内阻止胆固醇的生物合成等途径，使血清胆固醇含量降低，从而可以防治高血压。

2. 利水排钠

绿豆可以帮助人体排钠利水，钠少了，血容量就会减少，心脏输出的血量也会减少，这样血液对于血管壁的压力就会减小，从而达到辅助降压的目的。

慎食人群

1. 体质虚寒者不宜多食或久食。

2. 脾胃虚寒慢性泄泻者不宜多食。

3. 消化功能发育不完全的儿童不宜多食。

你知道吗?

绿豆不同的食疗功效取决于煮的时间。

绿豆清热之功在皮，解毒之功在肉。绿豆的清热解暑作用主要是在绿豆皮上的类黄酮等（多酚类抗氧化成分），为尽量使多酚类物质免受氧化，尽量减少其与氧气的接触。所以煮绿豆时要盖好锅盖，煮的时间以不超过 10 分钟为宜（冬天煮开后 7～8 分钟，夏天 5～6 分钟即可）。豆皮中的活性成分溶在汤里，这时的汤色仍是很绿，还未被氧化，马上将汤盛出，尽快喝掉。当然了，如果取其降脂的作用，那么多煮一些时间也没问题。

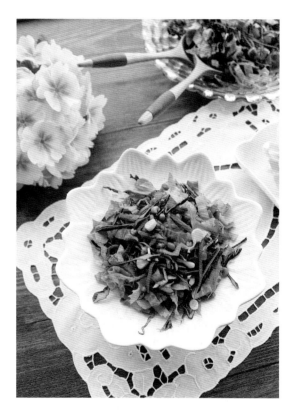

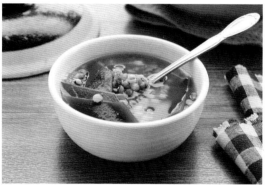

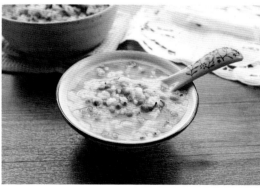

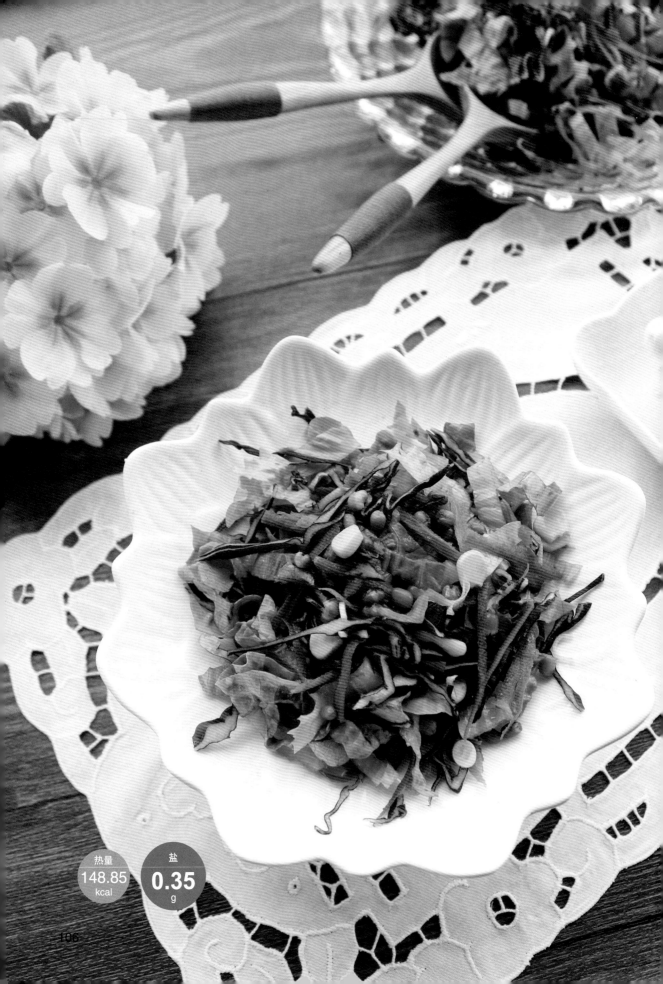

土耳其风味绿豆锦蔬色拉

原料（2 人份）：

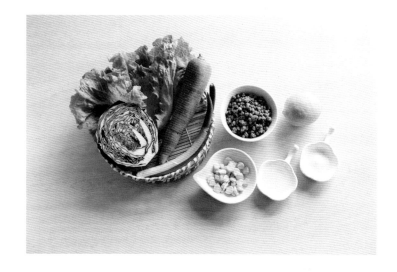

绿豆（熟）100g、玉米 30g、生菜 50g、大葱 25g、胡萝卜 40g、紫甘蓝 80g、A 料【柠檬汁 5g、橄榄油 10ml、盐 0.5g】。

做法：

❶ 将绿豆煮熟后捞出沥干；生菜、紫甘蓝切成细丝；胡萝卜刨成细丝。

❷ 将①中所有食材混匀后放入碗中，拌入 A 料的混合汁调味。

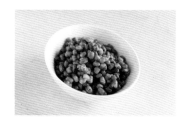 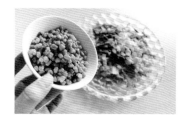

热量（kcal）	148.85	蛋白质（g）	7.02
脂肪（g）	5.74	碳水化合物（g）	20.00
盐（g）	0.35	膳食纤维（g）	5.32
胆固醇（mg）	0		

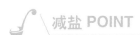 减盐 POINT

< 食材 > 新鲜蔬菜的甘美无需过多调味，而且生鲜时蔬富含钾元素，有利于促进体内剩余的钾盐排出体外。

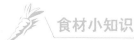 食材小知识

紫甘蓝营养丰富，除了富含维生素 C、维生素 E 和维生素 B 族外，还含有如花青素苷等具有抗氧化功效的多种营养素，对高血压、糖尿病的预防有积极的作用。

TIPS

蔬菜可以按各自喜好用各种当季时蔬替代，西红柿、黄瓜、彩椒等都很美味。

热量（kcal）	229.16	蛋白质（g）	8.94
脂肪（g）	0.80	碳水化合物（g）	49.54
盐（g）	0.01	膳食纤维（g）	2.97
胆固醇（mg）	0		

绿豆海带汤

原料（2人份）：

海带50g、绿豆60g、薏苡仁30g、陈皮6g、冰糖35g、水650ml。

TIPS

不喜甜食者可减少冰糖的用量或不加。

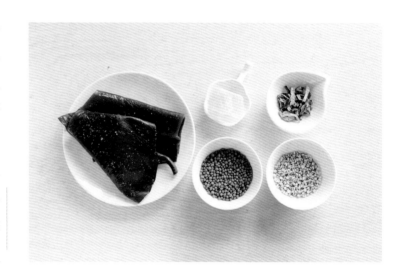

食材小知识

薏苡仁的营养价值很高，除了富含碳水化合物外还含有较高的维生素B族和维生素E以及多种矿物质、微量元素。研究显示，薏苡仁有扩张血管的作用，对降压非常有利。

做法：

❶ 海带清水浸泡2小时，切成菱形块状，入沸水锅中焯烫后捞出。

❷ 将①中的海带和绿豆、薏苡仁、陈皮放在锅中加水，大火煮沸后小火熬煮，直至薏苡仁软糯、绿豆酥烂。

❸ 加冰糖调味即可。

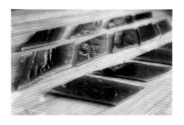
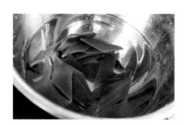
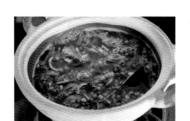
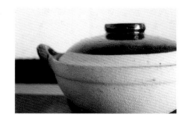

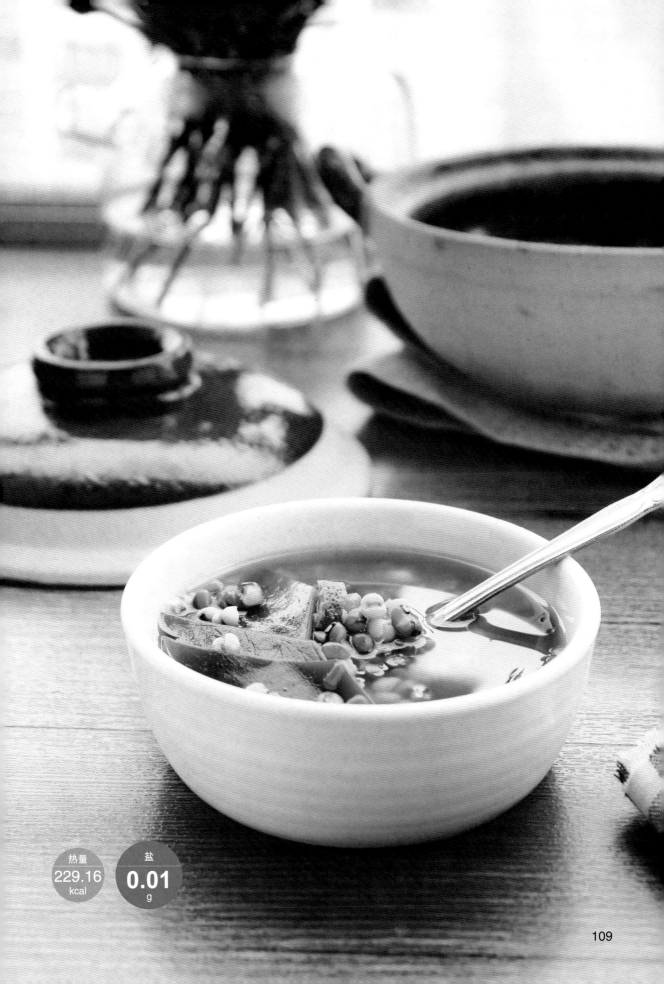

热量
229.16
kcal

盐
0.01
g

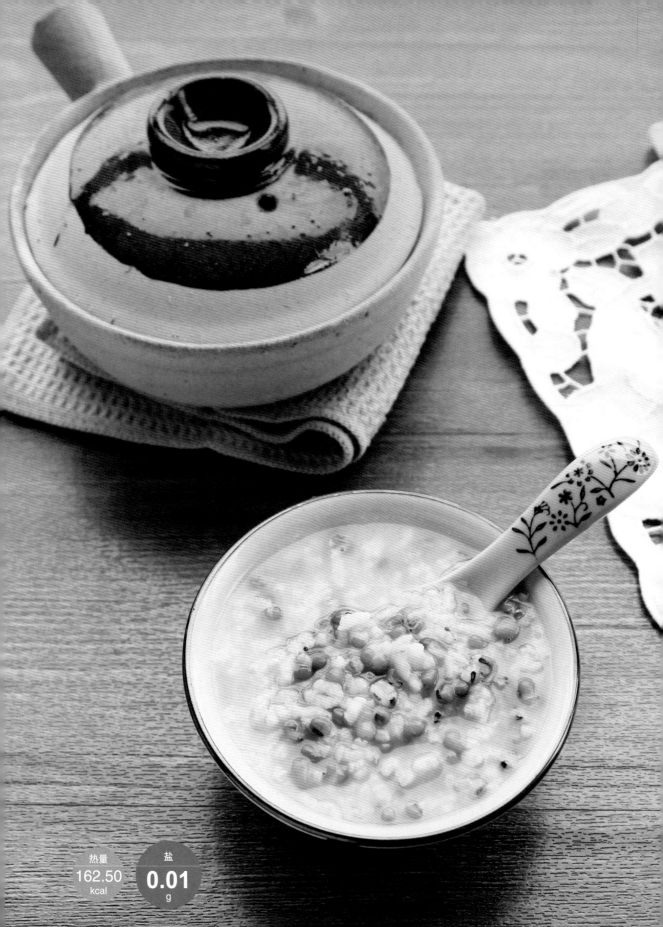

热量
162.50
kcal

盐
0.01
g

绿豆粳米粥

原料（2 人份）：

绿豆 50g、粳米 50g、水 500ml。

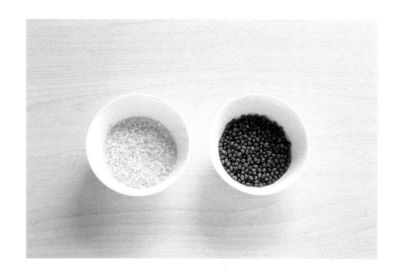

做法：

❶ 将绿豆和粳米放入锅中，加水大火煮沸后小火熬煮。

❷ 煮至绿豆开花即可出锅。

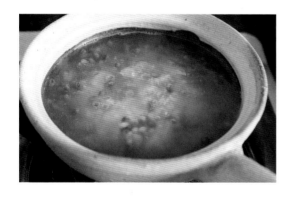 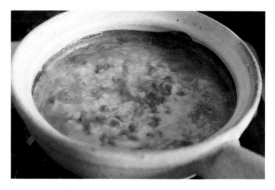

热量（kcal）	162.50	蛋白质（g）	7.22
脂肪（g）	0.30	碳水化合物（g）	34.42
盐（g）	0.01	膳食纤维（g）	1.70
胆固醇（mg）	0		

TIPS

1. 如果想节省时间，可以将绿豆和粳米直接倒入电饭锅中煲粥。

2. 绿豆粥中可以按季节和个人口味添加薏苡仁、莲子、百合等食材。

家常菜的减盐新做法

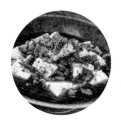

盐
5.03
g

传统配方（2 人份）：

豆腐 300g、牛肉 80g、青蒜 30g、郫县豆瓣酱 30g、豆豉 10g、花椒粉 10g、酱油 15ml、盐 3g、植物油 30ml、水淀粉 15ml、黄酒 15ml、姜末 5g、辣椒粉 10g、肉汤 125ml。

做法：

1）将豆腐切成 2cm 见方的小块，入加盐的沸水锅中汆烫 3 分钟，捞出沥干水分；将牛肉剁成细末；青蒜切成 1cm 长小段；将豆豉切碎；花椒中火焙香后晾凉，用擀面杖碾碎。

2）油入锅加热后倒入牛肉末，炒熟后烹入黄酒；倒入①中的豆瓣酱和辣椒粉，小火煎炒出红油；倒入姜末和豆豉碎炒出香味。

3）将肉汤、盐和酱油倒入锅中，大火煮沸后再放入豆腐块，用小火烧至入味。

4）将①中的青蒜小段和水淀粉倒入锅中，转大火将汤汁收稠，最后撒入①中的花椒末即可。

热量（kcal）	379.40	蛋白质（g）	25.50
脂肪（g）	23.60	碳水化合物（g）	20.17
盐（g）	5.03	膳食纤维（g）	5.02
胆固醇（mg）	32.80		

原料（2 人份）：

绢豆腐 200g、肉糜 60g、洋葱 60g、香菇（干）6g、姜末 20g、蒜泥 20g、植物油 15ml、A 料【甜面酱 15g、辣油 15ml、辣椒粉 5g、盐 0.5g】、高汤粉 2g、热水 100ml、花椒粉 1 小勺、水淀粉 15ml、麻油适量、葱花适量。

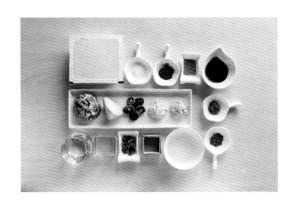

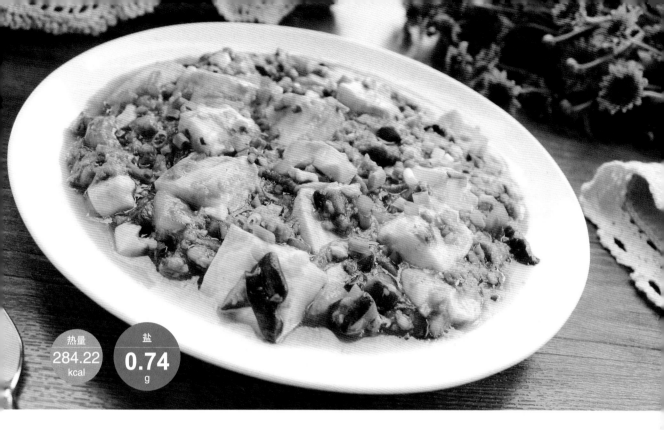

热量
284.22
kcal

盐
0.74
g

甜酱麻婆豆腐

做法:

❶ 豆腐切成容易入口的大小，洋葱、香菇（温水泡发后）粗粗切碎。

❷ 油入锅加热后倒入蒜蓉和姜末，爆香后倒入肉糜和①中的香菇、洋葱翻炒。

❸ 待②中的食材炒熟后依次加入 A 料、热水、高汤粉和豆腐，用大火煮沸。

❹ 倒入淀粉液勾芡，拌入花椒粉；装盘后撒上葱末、淋上麻油即可。

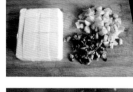
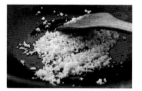
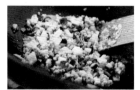
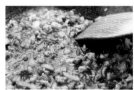
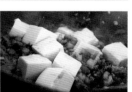
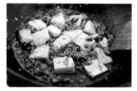

🥄 减盐 POINT

＜辛香＞用了大量的辛香料和有辛香味的食材协助控盐。
＜调料＞用含盐量较低的甜面酱替代了豆瓣酱。

热量（kcal）	284.22	蛋白质（g）	13.52
脂肪（g）	19.38	碳水化合物（g）	17.28
盐（g）	0.74	膳食纤维（g）	3.45
胆固醇（mg）	29.10		

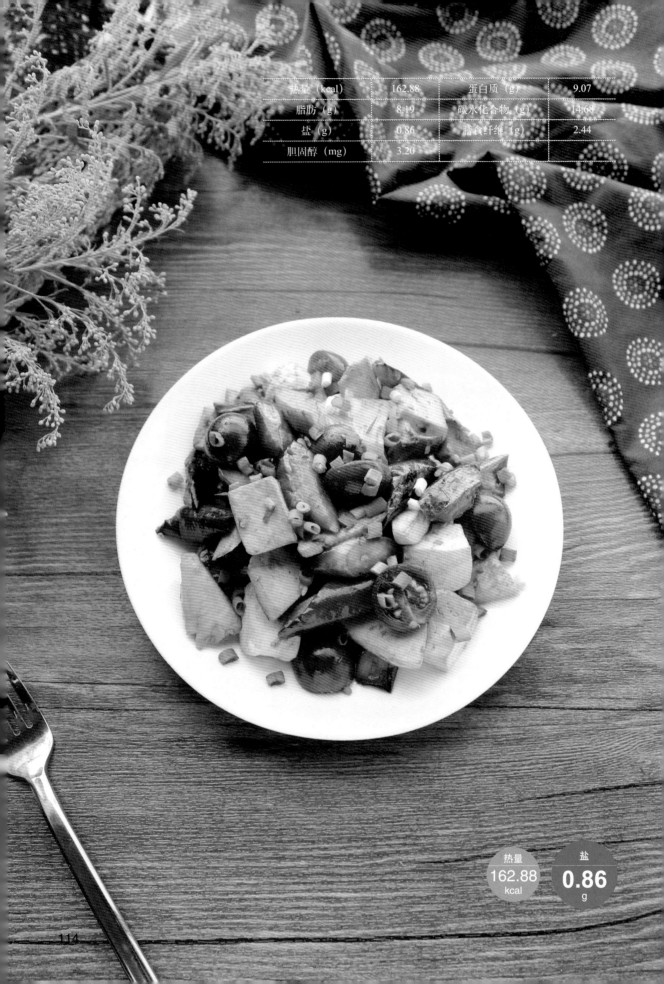

热量（kcal）	162.88	蛋白质（g）	9.07
脂肪（g）	8.19	碳水化合物（g）	14.68
盐（g）	0.86	膳食纤维（g）	2.44
胆固醇（mg）	3.20		

热量
162.88
kcal

盐
0.86
g

五彩麻婆豆腐

原料（2 人份）：

木棉豆腐 200g、冬笋 120g、茄子 120g、小番茄（6 个）72g、葱花 6g、生姜（末）5g、红辣椒少许、植物油 10ml、A 料【黄酒 10ml、甜面酱 10g（含盐量 5.3%）、蚝油 10g（含盐量 4%）、麻油 2g、水 20ml】。

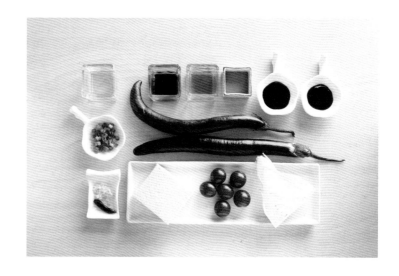

做法：

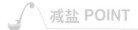减盐 POINT

❶ 豆腐、冬笋、茄子切成一口入的大小，小番茄对切；豆腐和冬笋分别入沸水锅中焯烫后捞出沥干。

❷ 将油倒入锅中，加热后倒入①中的冬笋和茄子块翻炒，待蔬菜变软后倒入①中豆腐。

❸ 在②中倒入 A 料，煮沸后倒入番茄略煮，撒上葱花出锅。

< 食材 > 用了大量的新鲜时蔬，凭借食材本身的鲜美成功减盐。

< 调料 > 用含盐量较低的甜面酱和蚝油代替了豆瓣酱和酱油。

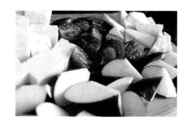
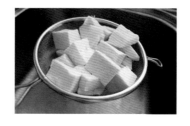
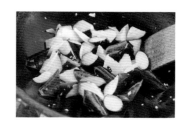
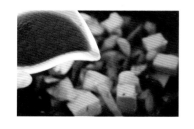
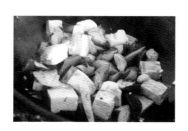
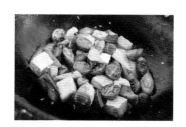

白色麻婆豆腐

原料（2 人份）:

内酯豆腐 400g、肉糜 50g、牛奶 100ml、大葱（葱白）35g、蒜末 5g、姜末 3g、植物油 15ml、黄酒 10ml、盐 1.5g、水淀粉 15ml、白芝麻（研碎）1 大勺、辣油适量。

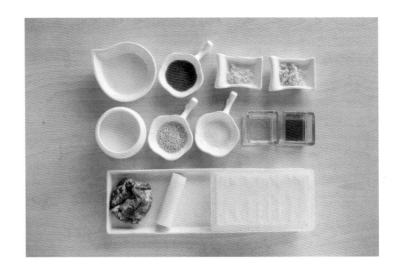

做法:

① 豆腐切成 2cm 见方的小块，大葱切碎。

② 油入锅加热后倒入①中的大葱、大蒜和生姜末，爆香后倒入肉糜，待肉糜煎炒成粒粒分明状时倒入黄酒。

③ 将豆腐放入 ②中，倒入牛奶煮沸后加盐调味，加水淀粉勾芡。

④ 出锅，撒上芝麻碎和辣油。

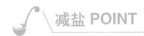 减盐 POINT

<牛奶> 牛奶浓郁的香味和醇厚的口感，可以帮助减盐。

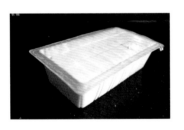
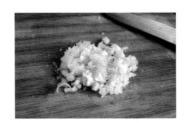
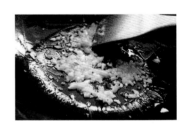

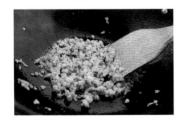
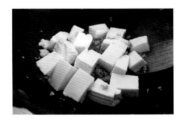
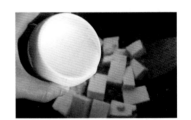

热量（kcal）	269.38	蛋白质（g）	18.01
脂肪（g）	16.48	碳水化合物（g）	12.98
盐（g）	0.87	膳食纤维（g）	1.56
胆固醇（mg）	32.55		

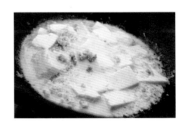

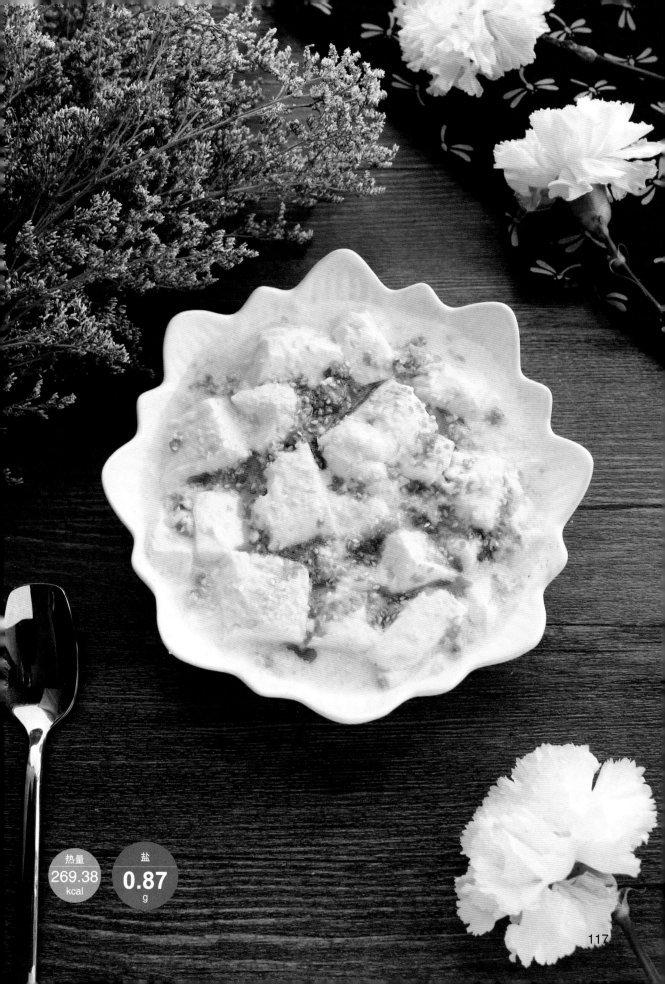

热量
269.38
kcal

盐
0.87
g

烤鸡

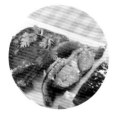

盐
4.16
g

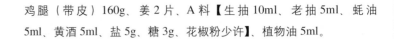

传统配方（2 人份）：

鸡腿（带皮）160g、姜 2 片、A 料【生抽 10ml、老抽 5ml、蚝油 5ml、黄酒 5ml、盐 5g、糖 3g、花椒粉少许】、植物油 5ml。

做法：

1）将鸡腿肉放入容器中，加 A 料腌制 60 分钟。

2）将①中的鸡肉取出，刷一层油后放入预热至 180℃ 的烤箱，中层烤 25 分钟。

3）取出再刷一层油，继续烤 5 分钟。

热量（kcal）	181.06	蛋白质（g）	13.36
脂肪（g）	12.91	碳水化合物（g）	2.45
盐（g）	4.16	膳食纤维（g）	0
胆固醇（mg）	131.20		

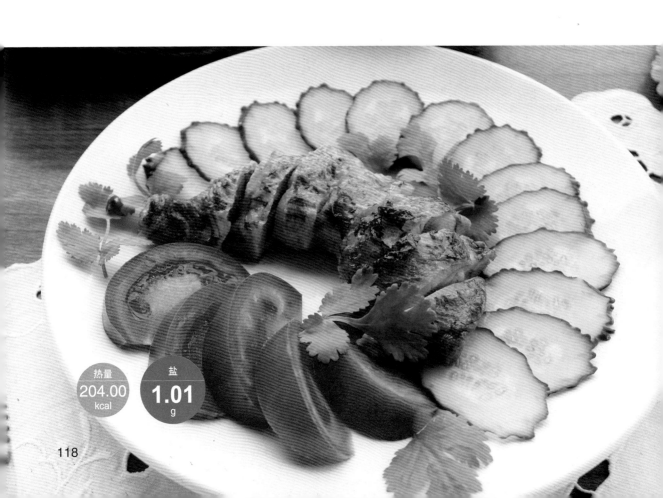

热量
204.00
kcal

盐
1.01
g

蚝油烤鸡

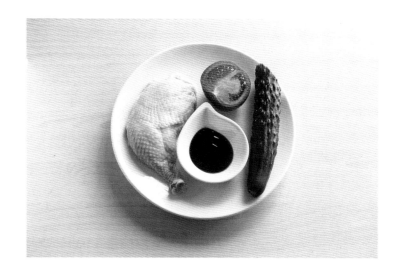

原料（2 人份）：

鸡腿肉（带皮）200g、黄瓜（半根）100g、西红柿（半个）100g、蚝油 15ml。

做法：

❶ 将鸡肉上多余的脂肪切除；黄瓜切成薄片，番茄切成月牙块；烤箱200℃预热 15 分钟。

❷ 将鸡腿肉皮朝上放入烤盘，放入预热至 200℃ 的烤箱，中层烤 20 分钟。

❸ 趁热在鸡肉皮上刷上蚝油并切成容易入口的大小。

❹ 装入盘中，配①中的黄瓜和番茄即可。

减盐 POINT

<烤后着味>蚝油鲜美，盐分含量较低，待鸡肉烤好后趁热刷上，可以让咸鲜味停留在鸡肉表面，成功控盐减盐。

<焦香>烤香后的鸡肉不仅肉质鲜美，表面的焦脆口感还能帮助减盐。

<食材>西红柿、黄瓜这样的蔬菜，食用时无需加盐调味，是控盐菜肴的理想配蔬。

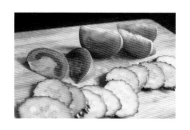
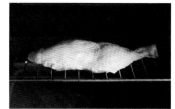

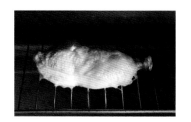
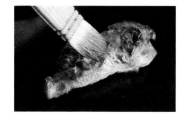
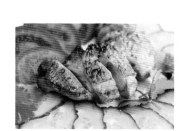

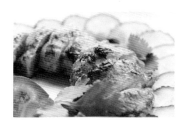

热量（kcal）	204.00	蛋白质（g）	17.10
脂肪（g）	13.20	碳水化合物（g）	4.56
盐（g）	1.01	膳食纤维（g）	0.50
胆固醇（mg）	162.00		

糖醋里脊

传统配方（2 人份）：

猪里脊 250g、A 料【盐 1g、蛋清 1 个、水淀粉 25g、面粉 10g、黄酒 5ml】、B 料【酱油 25ml、醋 25ml、白糖 25g、黄酒 10ml、水淀粉 15g、水 25ml】、葱花 5g、植物油 10g、麻油 5ml。

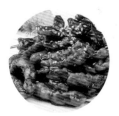

盐 2.66 g

做法：

1）猪里脊切成 5cm 长 1cm 厚的小条，加 A 料拌匀腌 15 分钟，将 B 料调匀备用。

2）油锅加热后放入①中的肉条，炸至色泽金黄捞出。

3）锅中留底油，烧热后放入葱花，爆香后放入②中的里脊条并将调好的 B 料冲入锅内，颠翻炒锅，待芡汁均匀地包住肉块时，淋麻油出锅装盘。

热量（kcal）	446.53	蛋白质（g）	40.20
脂肪（g）	21.52	碳水化合物（g）	21.99
盐（g）	2.66	膳食纤维（g）	0.24
胆固醇（mg）	99.45		

配蔬丰富的糖醋里脊

原料（2 人份）：

里脊肉 200g、A 料【盐 0.5g、黄酒 5ml、淀粉 10g、面粉 10g、蛋清 1 个】、胡萝卜 60g、洋葱 80g、青椒 120g、煎炸用油（实际用油量）15ml、B 料【谷物醋 25ml、砂糖 20g、薄盐生抽 15ml、原味番茄酱 20g、黄酒 10ml、高汤粉少许、淀粉 5g】。

热量（kcal）	377.45	蛋白质（g）	26.37
脂肪（g）	15.82	碳水化合物（g）	33.23
盐（g）	0.68	膳食纤维（g）	2.56
胆固醇（mg）	59.80		

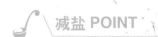

减盐 POINT

＜调料＞用含盐量较低的原味番茄酱替代了部分酱油，在色泽和风味上取胜，成功控盐。

＜蔬菜＞增加了多种蔬菜，用蔬菜本身的鲜美和特有的辛香丰富了菜肴的味道。

＜复炸＞复炸过的里脊外脆里嫩，香脆的口感会降低对盐分的需求。

做法：

❶ 将里脊肉切成 5cm 长 2cm 宽 1cm 厚的小条，加 A 料拌匀；蔬菜切成一口入的大小，胡萝卜包上保鲜膜后入微波炉中高火加热 1 分钟。

❷ 油锅加热至六成热时改小火保持油温，放入①中的肉条，炸至黄色后捞出沥油；将油温拉高至八成热，重新放入炸过的肉条复炸至金黄色后取出、沥油。

❸ 锅中留少许底油，倒入①中的蔬菜，翻炒片刻后，倒入 B 料，煮沸后倒入②中的肉条拌匀，大火收稠酱汁即可。

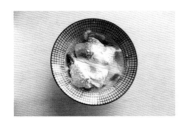
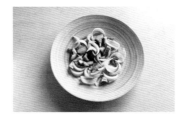
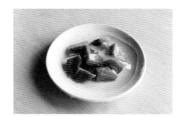

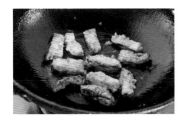
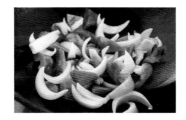
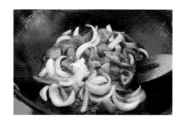

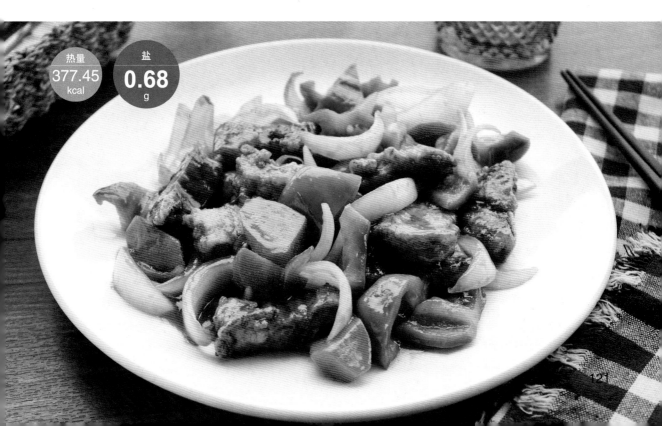

热量
377.45
kcal

盐
0.68
g

干煎带鱼

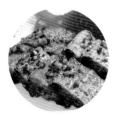

传统配方（2 人份）：

带鱼 300g、A 料【盐 5g、黄酒 5ml、姜丝 2g、葱段 2g】、煎炸用油 10ml。

做法：

1）带鱼去除内脏洗净后，切成 2 寸长的段块，加 A 料腌 30 分钟。

2）油锅加热后，放入①中的带鱼块，煎至色泽金黄后取出装盘。

盐
3.07
g

热量（kcal）	237.54	蛋白质（g）	26.61
脂肪（g）	12.35	碳水化合物（g）	4.75
盐（g）	3.07	膳食纤维（g）	0.02
胆固醇（mg）	117.2		

薄盐干煎带鱼

原料（2 人份）：

带鱼 200g、A 料【生姜（2 片）5g、葱（2 根）5g、盐 2g、水 150ml】、煎炸用油（实际用油量）12ml。

 减盐 POINT

　　<盐水>用盐水代替传统的食盐（粉状）腌制，不仅可使咸味均匀渗入鱼肉，还能降低食盐的实际使用量；煎炸之前用纸巾吸去鱼肉表面的（盐）水分，可以将多余的盐分一同除去，成功减盐。

　　<焦脆>煎炸带鱼时可有意识地将鱼煎得焦脆一些，焦香松脆的口感可降低对盐的依赖。

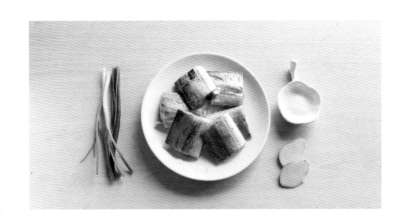

热量（kcal）	150.40	蛋白质（g）	13.50
脂肪（g）	9.70	碳水化合物（g）	2.40
盐（g）	1.29	膳食纤维（g）	0
胆固醇（mg）	61.60		

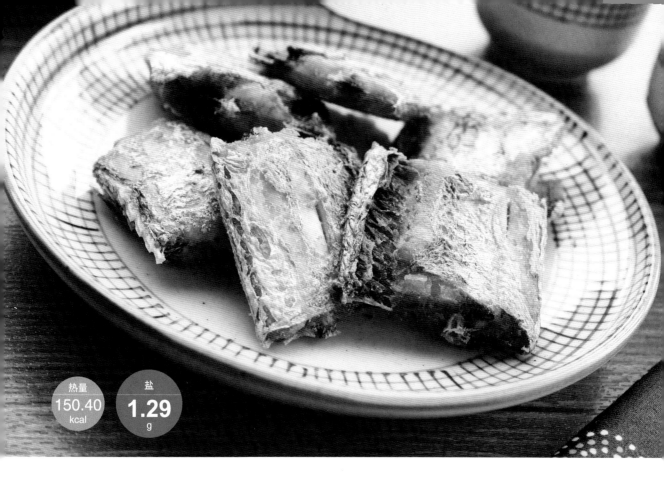

热量
150.40
kcal

盐
1.29
g

做法：

❶ 带鱼去除内脏、洗净后切成 2 寸长段块。

❷ 将①放入密实袋中，倒入 A 料，腌 30 分钟。

❸ 将②中的鱼块取出，用厨房纸巾吸干表面水分，放入油锅煎炸。

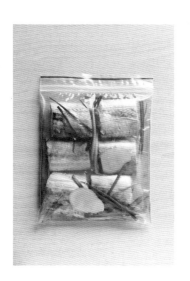

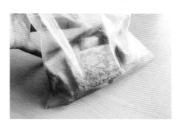

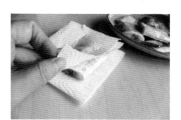

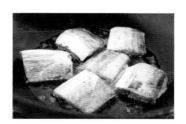

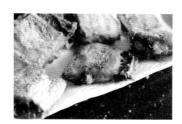

原味蒸蛋羹

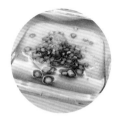

盐
1.93
g

传统配方（1 人份）：

鸡蛋（1 个）55g、热水 110ml、A 料【盐 1.5g、黄酒 5ml】、生抽 3ml。

做法：

1）鸡蛋打成蛋液，依次加 A 料和热水打匀。

2）蒸锅水开后，上笼蒸 8 分钟，取出后淋上生抽着味增色。

热量（kcal）	81.15	蛋白质（g）	7.43
脂肪（g）	4.84	碳水化合物（g）	1.54
盐（g）	1.93	膳食纤维（g）	0
胆固醇（mg）	321.75		

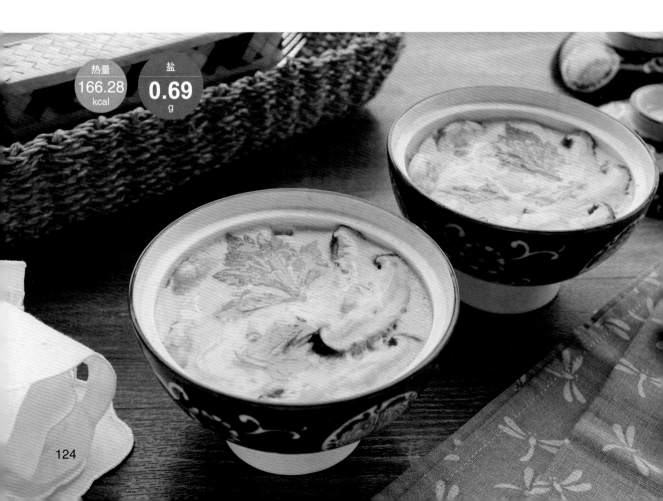

热量
166.28
kcal

盐
0.69
g

料足味美的茶碗鸡蛋羹

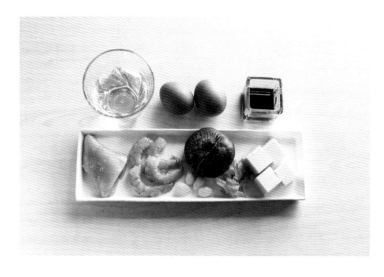

原料（2 人份）：

鸡蛋（2 个）110g、鸡胸肉 50g、虾仁（4 个）40g、香菇（1 个）20g、银杏仁（去壳去衣 4 颗）8g、绢豆腐（4 小块）70g、热水 150ml、薄盐生抽 10ml、盐 0.5g、香芹叶适量。

做法：

❶ 鸡肉切片，加薄盐生抽（5ml）拌匀；虾仁挑去背筋，加盐略腌；香菇去根切片。

❷ 鸡蛋打成蛋液，加热水打匀备用。

❸ 将①中食材等分放入 2 个茶碗，将蛋液用过滤网注入。

❹ 蒸锅水开后，将③中的茶碗盖上碗盖或包上保鲜膜上笼蒸 15 分钟，出锅摆上香芹叶即可。

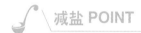 减盐 POINT

<食材>蛋液中加入了多种鲜美食材，少盐亦不觉味道淡寡，用食材的鲜美有效填补了盐分的空缺。淋上麻油、撒上胡椒粉味道更佳。

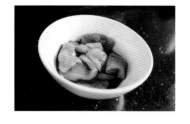
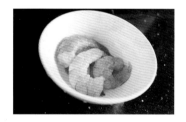
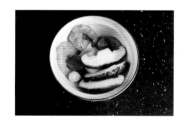

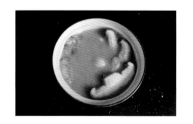
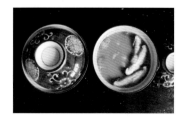
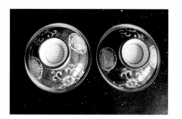

热量（kcal）	166.28	蛋白质（g）	17.40
脂肪（g）	8.74	碳水化合物（g）	5.19
盐（g）	0.69	膳食纤维（g）	0.79
胆固醇（mg）	342.25		

蚝油牛肉

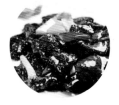

牛肉 150 克、青椒 1 个、A 料【盐 4g、生抽 7ml、花椒粉 5g、料酒 7ml】、植物油 15ml、B 料【蚝油 15ml、水 20ml】、淀粉 2g、葱、姜末各适量。

做法：

1）牛肉切成薄片，加 A 料拌匀、略腌；青椒切成容易入口大小。

2）油入锅加热后，倒入①中牛肉，炒至肉熟色变盛出。

3）锅内留余油，放入葱、姜末爆香后倒入①中的青椒片略炒，加 B 料炒匀后，倒入②中的牛肉翻炒片刻，用水淀粉勾芡收稠即可。

盐 5.53 g

热量（kcal）	174.48	蛋白质（g）	16.26
脂肪（g）	9.54	碳水化合物（g）	7.22
盐（g）	5.53	膳食纤维（g）	1.42
胆固醇（mg）	48.30		

热量（kcal）	133.70	蛋白质（g）	12.00
脂肪（g）	6.40	碳水化合物（g）	8.70
盐（g）	0.92	膳食纤维（g）	1.60
胆固醇（mg）	32.20		

彩蔬蚝油牛肉

原料（2 人份）：

薄切牛肉片 100g、卷心菜 70g、洋葱 70g、胡萝卜 20g、荷兰豆 20g、黑木耳少许、姜蓉 3g、植物油 10ml、A 料【蚝油 8ml、薄盐生抽 10ml、盐 0.5g】。

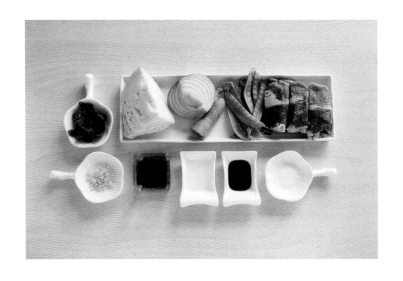

做法：

1. 水锅煮开后加黄酒和姜片（未计入原料量），放入牛肉焯烫后捞出沥干；卷心菜切成 3cm 见方的三角块，洋葱和胡萝卜切成细丝，荷兰豆撕去老筋、斜切成块，焯水捞出冷水冲凉、沥干，黑木耳温水泡发后切成细丝。

2. 油入锅加热后倒入①中的洋葱煸炒，待洋葱变成透明状时，倒入卷心菜翻炒片刻，依次倒入胡萝卜丝、荷兰豆和黑木耳丝大火翻炒。

3. 倒入 A 料，加①中的牛肉翻匀即可装盘。

减盐 POINT

< 食材 > 薄切牛肉片比普通牛肉片口感鲜嫩，外加多种蔬菜搭配，口感更加丰富，即使清淡调味亦能感受美味。

< 焯水 > 经焯水处理的牛肉片，再次入锅时只需短时拌炒，快速着味，成功控盐。

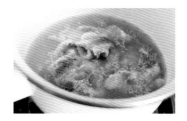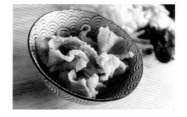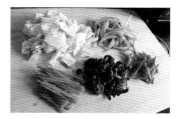

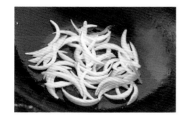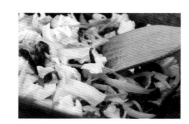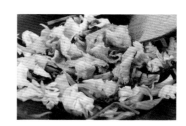

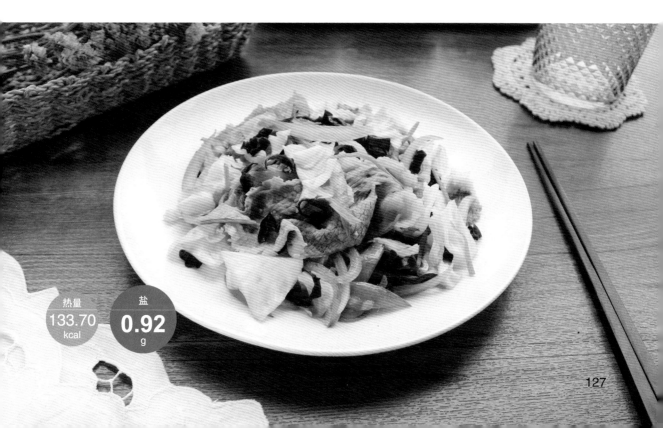

热量
133.70
kcal

盐
0.92
g

鱼香茄子

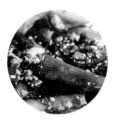

盐
6.25
g

茄子 300g、煎炸用油 5g、猪肉糜 60g、植物油 15ml、蒜蓉 15g、青椒 30g、红椒 30g、洋葱 15g、小葱 5g、淀粉 5g、黄酒 10ml、高汤 15ml、A 料【蚝油 15g、盐 3g、白胡椒粉 5g、白砂糖 5g、生抽 5ml、鸡精 3g】、麻油 10ml、柱候酱 15g、辣椒酱 30g。

做法：

1）茄子切成 7cm 长、2cm 见方的长条，青椒、红椒、洋葱均切碎。

2）将油锅加热至七成热时放入①中的茄子条，炸至金黄后取出，留底油将肉糜炒熟，取出备用。

3）将 15ml 植物油倒入锅中加热后，放入蒜蓉、青红椒碎、洋葱碎、柱候酱和辣椒酱炒香，烹入黄酒、倒入高汤，煮沸后将②中的猪肉糜和茄条倒入略炒片刻，加 A 料调味。

4）大火烧至茄条入味且全熟时，用淀粉加水勾薄芡，出锅淋入香油、撒上葱花即可。

热量（kcal）	271.65	蛋白质（g）	9.51
脂肪（g）	17.74	碳水化合物（g）	20.70
盐（g）	6.25	膳食纤维（g）	3.25
胆固醇（mg）	30.78		

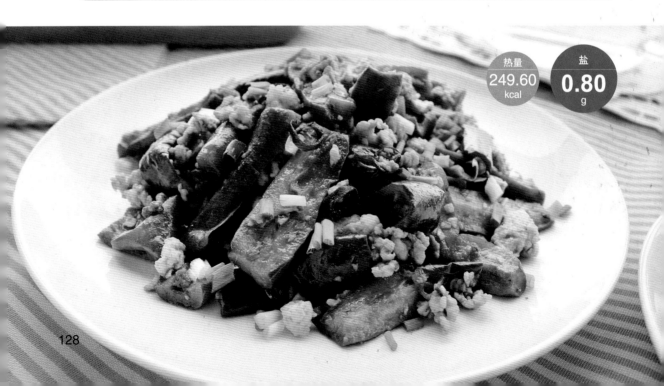

热量
249.60
kcal

盐
0.80
g

鸡蓉鱼香茄子

原料（2人份）：

茄子 240g、鸡肉糜 160g、植物油 12ml、A 料【蒜蓉 5g、姜蓉 4g、干红辣椒（1 根）0.4g】、B 料【水 125ml、黄酒 15ml、香醋 15ml、甜面酱 15g】、麻油 10ml、葱花适量。

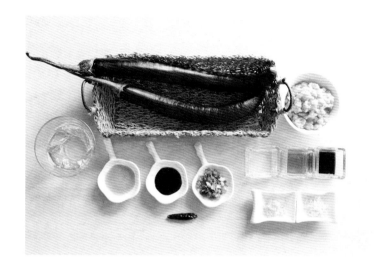

做法：

❶ 茄子切成 7cm 长、2cm 宽的条块，放入水中略浸。

❷ 将油倒入锅中，加热后倒入 A 料，煸香后放入①中茄子块，煎软后加入鸡肉糜，炒熟后倒入 B 料的混合汁调味。

❸ 汤汁收浓后出锅，淋上麻油和葱花即可。

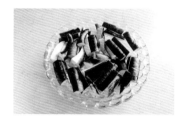
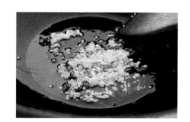
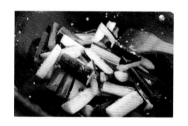

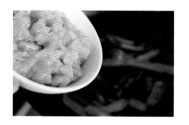
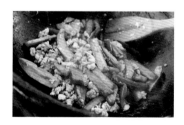

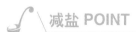
减盐 POINT

<酸辣风味> 香醋、干辣椒和甜面酱调出的酸辣风味，很好地弥补了减盐后的口感缺失。

<鸡肉鲜嫩> 用鸡肉糜替代了猪肉糜，不仅热量低，而且口感更鲜嫩，更容易控盐。

<最后着味> 最后调味，可使咸味仅停留在食材表面，少量的盐亦能满足味蕾。

热量（kcal）	249.60	蛋白质（g）	19.00
脂肪（g）	14.50	碳水化合物（g）	9.90
盐（g）	0.80	膳食纤维（g）	1.80
胆固醇（mg）	63.84		

牛腩 300g、土豆 200g、胡萝卜半根、A 料【八角 2 个、桂皮半根、香叶 1 片、番茄酱 10g、酱油 20ml、黄酒 20ml、大葱半根、姜片 3g】、盐 3g、水 1000ml。

土豆烧牛肉

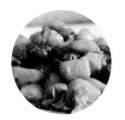

盐
3.13
g

做法：

1）牛腩切成 3cm 大小的方块，土豆和胡萝卜去皮后切成 3cm 大小的滚刀块，老姜切成薄片。

2）将牛肉块放入汤锅中，加水（浸没牛肉块为准），大火烧沸后继续煮制 2 分钟，待血沫完全析出后，将牛肉块捞出。

3）将牛肉块放入砂锅中，加入 A 料、加水大火煮沸后改小火慢炖 60 分钟。

4）①中的土豆和胡萝卜放入③中，加盐调味后用小火继续炖煮 20 分钟即可。

热量（kcal）	603.45	蛋白质（g）	29.12
脂肪（g）	44.27	碳水化合物（g）	23.10
盐（g）	3.13	膳食纤维（g）	2.42
胆固醇（mg）	66.00		

清淡鲜嫩的土豆烧牛肉

原料（2 人份）：

牛腿肉薄片 150g、土豆 180g、洋葱 80g、胡萝卜 20g、荷兰豆（6 片）18g、高汤粉 2g、A 料【水 250ml、白砂糖 5g】、B 料【生抽 10ml、黄酒 8ml、植物油 5ml】。

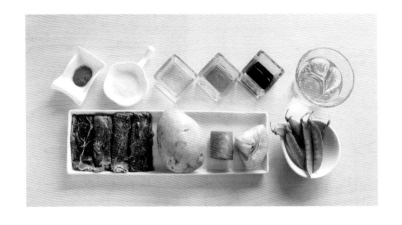

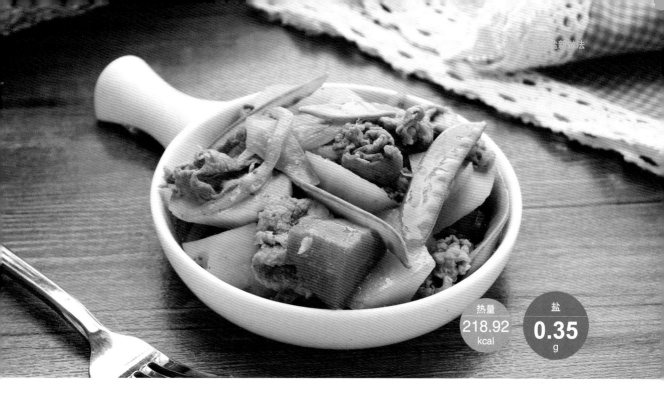

热量
218.92
kcal

盐
0.35
g

做法：

❶ 牛肉片切成容易入口的大小；土豆和胡萝卜去皮后切成容易入口的大小；洋葱切成薄片；荷兰豆撕去老筋，入沸水焯烫后捞出，冷水冲凉后沥干备用。

❷ 油入锅加热后倒入①中的洋葱，煸炒出香味后倒入土豆和胡萝卜块，翻炒片刻后倒入①中的牛肉片和高汤粉，加A料盖盖调成小火煮至土豆酥软。

❸ 倒入①中的荷兰豆，加B料着味，略煮出锅。

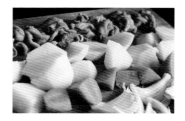
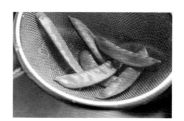
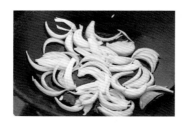
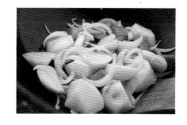
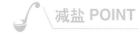
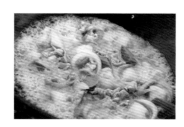
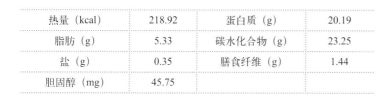

减盐 POINT

<提鲜> 用高汤粉提鲜可弥补减盐后的口感缺失，但是高汤粉中含钠，烹饪时需注意控制用量。

<食材> 土豆、胡萝卜、荷兰豆都是无需过多着味的理想减盐食材。

<最后着味> 最后放入调料可以使咸味仅停留在食材表面，成功减少用盐量。

热量（kcal）	218.92	蛋白质（g）	20.19
脂肪（g）	5.33	碳水化合物（g）	23.25
盐（g）	0.35	膳食纤维（g）	1.44
胆固醇（mg）	45.75		

重油炒面

传统配方（2 人份）：

干面条 200g、猪肉丝 80g、白菜 60g、胡萝卜 40g、小葱 20g、A 料【盐 3g、生抽 20ml、老抽 7ml】、植物油 15ml。

做法：

1）白菜、胡萝卜切丝，小葱切成 5cm 长小段，面条煮熟后捞出抻松。

2）油入锅加热后倒入猪肉丝和①中的白菜丝、胡萝卜丝煸炒断生。

3）倒入①中煮熟的面条，加 A 料翻炒至面条均匀上色，放入葱段翻炒拌匀即可。

盐
4.03
g

热量（kcal）	424.96	蛋白质（g）	18.68
脂肪（g）	11.16	碳水化合物（g）	63.82
盐（g）	4.03	膳食纤维（g）	1.34
胆固醇（mg）	37.20		

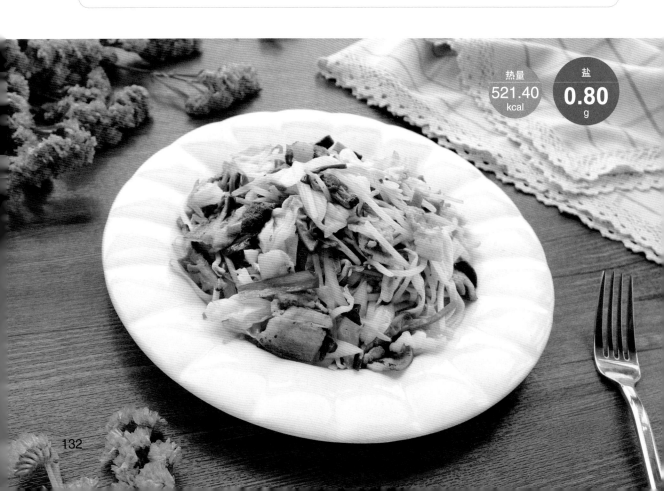

热量
521.40
kcal

盐
0.80
g

配料丰富的轻盐炒面

热量（kcal）	521.40	蛋白质（g）	15.50
脂肪（g）	29.30	碳水化合物（g）	52.00
盐（g）	0.80	膳食纤维（g）	2.98
胆固醇（mg）	46.40		

原料（2人份）：

【干面条135g、植物油5ml】、【猪五花薄片100g、植物油5ml】、卷心菜100g、豆芽80g、洋葱50g、韭菜40g、胡萝卜20g、干香菇5g、植物油10ml、A料【生抽30ml、胡椒粉少许】。

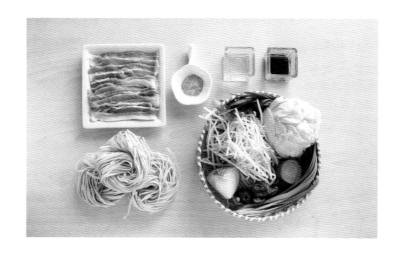

做法：

❶ 五花肉切成5cm长小块，香菇水发后切片，卷心菜切成小块，豆芽去除尾根，洋葱、胡萝卜切丝，韭菜切断。

❷ 面入沸水锅中煮沸后捞出，加油（5ml）拌匀抻开。

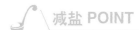

❸ 油（5ml）入锅中加热后放入五花肉煎炒，待肉片煎至吱吱冒油时倒入①中的洋葱丝和香菇丝，煸炒出香味后倒入卷心菜块、胡萝卜丝和豆芽，待蔬菜变软后倒入一半的A料调味，加韭菜略炒后盛出。

❹ 将②中抻松的面条倒入③的底锅中略炒，加剩余的A料调味，并将1/3的③倒入一起翻炒，出锅后装盘，上面再添盖上2/3的③即可。

减盐 POINT

<焦脆> 油煎过的五花肉带有微微焦脆，鲜香的味道无需过多调味。

<拌入> 部分配菜最后拌入面中，可使炒面的咸鲜味更有层次感，有效控盐。

<装盘> 将菜堆放在面上，可以更好地提高食欲。

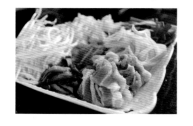
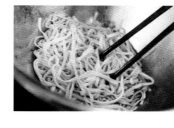
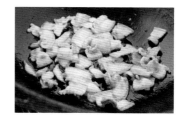
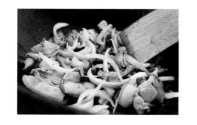
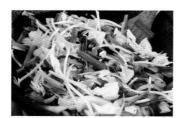
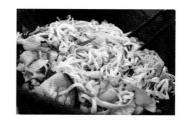

青椒肉丝

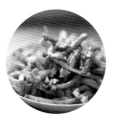

传统配方（2 人份）：

猪肉 150g、青椒 120g、小米椒 30g、A 料【盐 3g，生抽 5ml，水淀粉 30g】、植物油 10ml。

做法：

1）猪肉切成细丝，加 A 料拌匀略腌，辣椒去籽，切成丝。

2）油（5ml）入锅加热后倒入①中的猪肉丝，快炒断生后盛出。

3）同锅加油（5ml）加热至六成热时，下②中肉丝翻炒划散，放辣椒丝炒匀出锅。

热量（kcal）	176.86	蛋白质（g）	16.58
脂肪（g）	9.82	碳水化合物（g）	8.55
盐（g）	1.69	膳食纤维（g）	3.03
胆固醇（mg）	63.95		

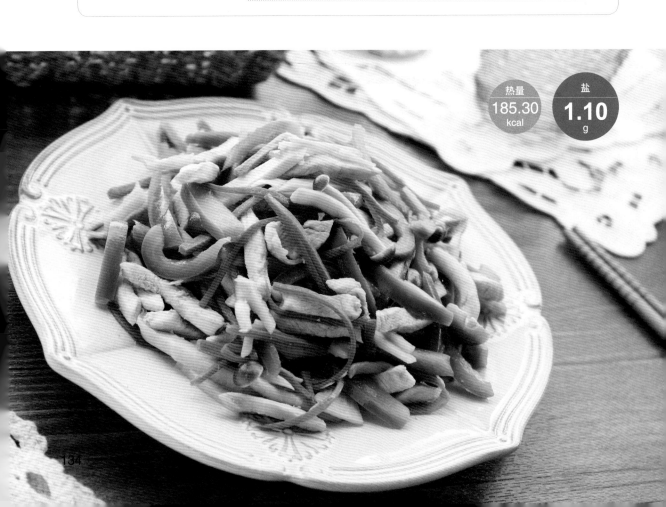

热量
185.30
kcal

盐
1.10
g

青椒鸡肉丝

原料（2 人份）：

鸡肉丝 150g、A 料（焯烫用）【水 250ml、黄酒 5ml、薄盐生抽 10ml、白砂糖 5g、盐 1g、姜蓉 2g】、冬笋丝 50g、胡萝卜 30g、蟹味菇 40g、青椒 100g、植物油 5ml、麻油 3ml、B 料【砂糖 1g、蚝油 6ml、薄盐生抽 6ml、胡椒粉少量、热水少量】、C 料【淀粉 1g、水 3ml】。

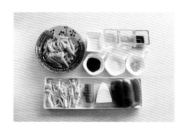

做法：

1 将 A 料倒入汤锅中煮沸，倒入鸡肉丝焯烫，肉熟色变后捞出沥干。

2 冬笋切成薄片，焯水后切丝；胡萝卜切成粗丝，焯水后沥干；青椒切丝，蟹味菇去根分成小朵。

3 油入锅加热后倒入青椒丝快速翻炒后盛出，同锅中倒入冬笋丝、胡萝卜丝、蟹味菇翻炒，待蟹味菇变软后倒入 B 料，煮沸后拌入①中的鸡肉丝和盛出的青椒丝，倒入 C 料勾芡，淋上麻油出锅。

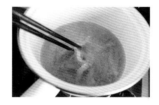
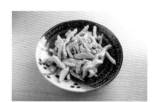
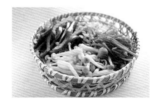
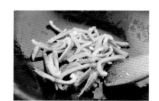
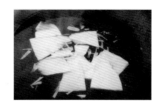
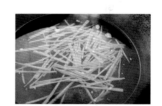
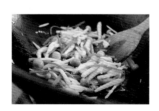
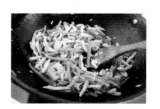

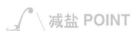

减盐 POINT

<焯水浅炒> 食材焯水后只需短时浅炒，可最大程度保留食材本身的鲜美，有效控盐。

<鸡肉鲜嫩> 用热量较低的鸡肉替代了猪肉，口感鲜嫩，更容易控盐。

<最后着味> 最后调味，可使咸味仅停留在食材表面，减盐亦能满足味蕾。

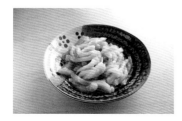

热量（kcal）	185.30	蛋白质（g）	17.31
脂肪（g）	7.92	碳水化合物（g）	12.74
盐（g）	1.10	膳食纤维（g）	1.99
胆固醇（mg）	63.10		

一天 6 克盐的示范菜谱

菜谱设计的基本条件：

1. 三餐主食以米饭、面条、粥（面包）为主，一天中不重复出现。

2. 确保每天的菜谱中有绿叶菜（80～100g）、豆腐（50～150g）、菇类（50g以上）、其他蔬菜（100～150g）。

3. 肉、鱼、鸡蛋等荤菜在三餐中适量分配。

4. 原则上每餐用盐量以不超过 2g 为准，并在确保一日三餐的用盐总量不超过 6g 的基础上，每餐可视具体情况适当调配。

Day 1 早餐

核桃牛奶燕麦粥 + 蓬蒿白煮蛋色拉 + 华夫饼 50g + 草莓（3 个）75g

热量（kcal）	778.90	蛋白质（g）	29.25
脂肪（g）	39.12	碳水化合物（g）	79.76
盐（g）	1.30	膳食纤维（g）	5.21
胆固醇（mg）	359.25		

Menu

核桃牛奶燕麦粥……减盐食谱单品集 P206
蓬蒿白煮蛋色拉……减盐食谱单品集 P168
华夫饼（1 块）50g
草莓（3 个）75g

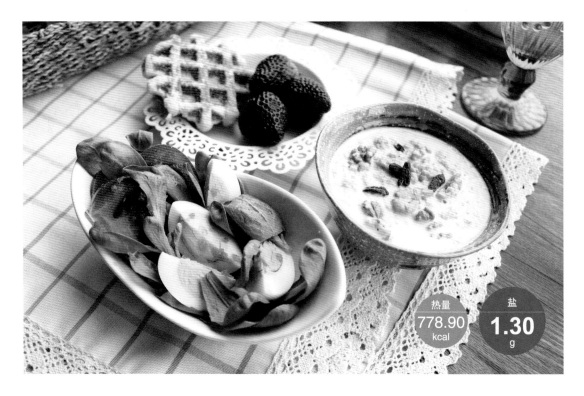

热量
778.90
kcal

盐
1.30
g

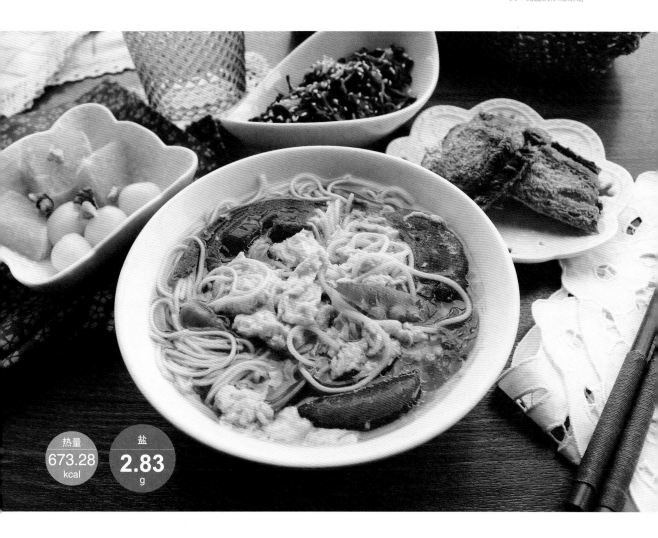

热量
673.28
kcal

盐
2.83
g

Day 1 午餐

干煎带鱼 + 番茄鸡蛋面 + 芝麻拌菠菜 + 脐橙糯米丸

热量（kcal）	673.28	蛋白质（g）	30.77
脂肪（g）	30.77	碳水化合物（g）	69.56
盐（g）	2.83	膳食纤维（g）	3.00
胆固醇（mg）	383.35		

Menu

干煎带鱼……家常菜的减盐新做法　P122

番茄鸡蛋面……减盐食谱单品集　P190

芝麻拌菠菜……十大降压食材 & 应用菜谱　P103

脐橙糯米丸……减盐食谱单品集　P210

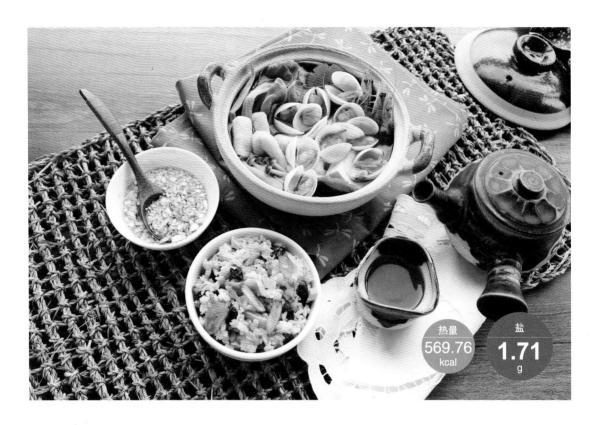

热量
569.76
kcal

盐
1.71
g

Day 1 晚餐

什锦砂锅 + 大蒜麦仁饭 180g + 山楂荷叶茶

热量（kcal）	569.76	蛋白质（g）	30.20
脂肪（g）	11.85	碳水化合物（g）	89.99
盐（g）	1.71	膳食纤维（g）	5.59
胆固醇（mg）	150.40		

第一天热量和食物营养成分

热量（kcal）	2021.94	蛋白质（g）	90.22
脂肪（g）	81.74	碳水化合物（g）	239.31
盐（g）	5.84	膳食纤维（g）	13.80
胆固醇（mg）	893.00		

Day 2 早餐

韭菜姜丝虾仁泡饭 + 奶黄刀切（2 个）50g + 牛奶 150ml

热量（kcal）	363.67	蛋白质（g）	14.98
脂肪（g）	8.44	碳水化合物（g）	57.40
盐（g）	1.07	膳食纤维（g）	1.50
胆固醇（mg）	22.50		

Menu

韭菜姜丝虾仁泡饭……十大降压食材及应用菜谱　P68

奶黄刀切（2 个）50g

牛奶 150ml

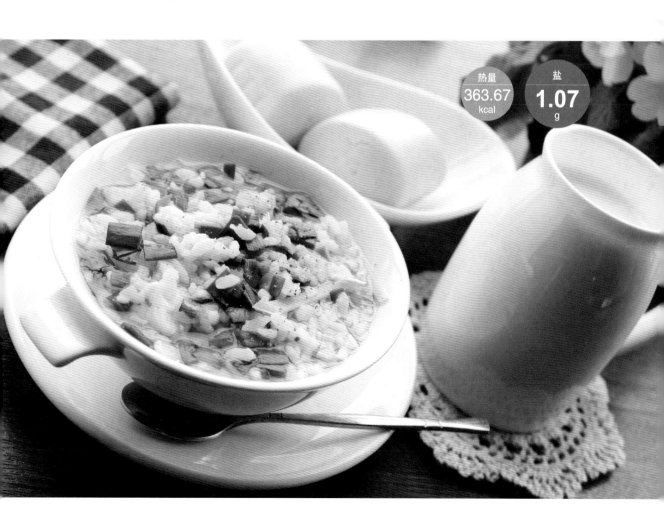

热量
363.67
kcal

盐
1.07
g

Day 2 午餐

微波炉清蒸三文鱼 + 芒果芝麻拌豆腐 + 白米饭 150g + 莲子心茶 150ml

热量（kcal）	408.84	蛋白质（g）	25.68
脂肪（g）	12.60	碳水化合物（g）	47.90
盐（g）	1.46	膳食纤维（g）	1.73
胆固醇（mg）	157.50		

Menu

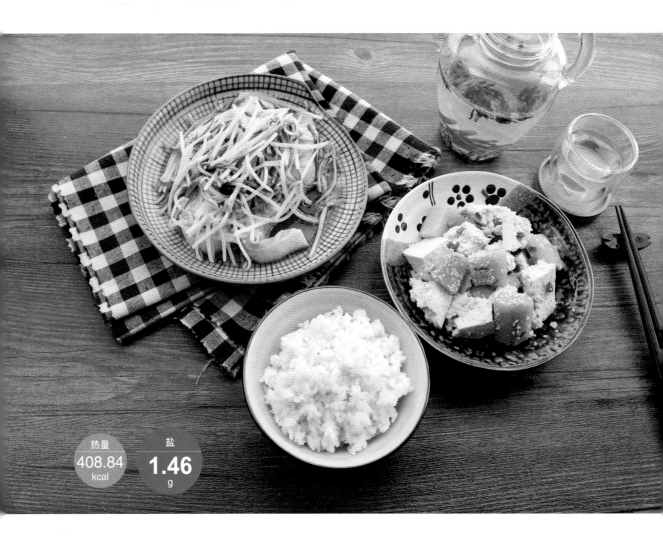

热量 408.84 kcal

盐 1.46 g

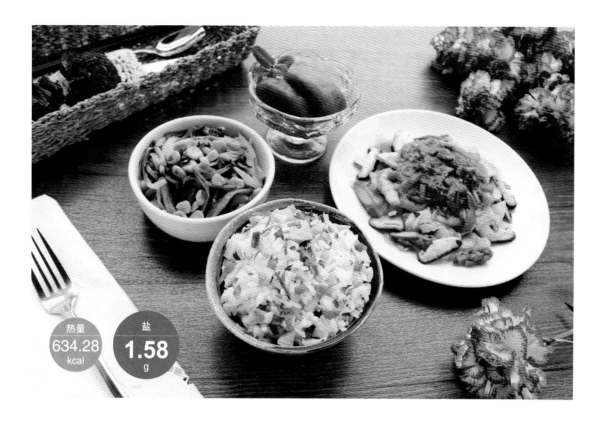

Day 2 晚餐

番茄豆酱白切肉 + 冬笋咸肉焖饭 + 菠菜玉米黄油烧 + 红酒煮苹果

热量（kcal）	634.28	蛋白质（g）	24.97
脂肪（g）	17.70	碳水化合物（g）	94.15
盐（g）	1.58	膳食纤维（g）	4.89
胆固醇（mg）	60.81		

第二天热量和食物营养成分

热量（kcal）	1406.79	蛋白质（g）	65.63
脂肪（g）	38.70	碳水化合物（g）	199.45
盐（g）	4.11	膳食纤维（g）	8.10
胆固醇（mg）	240.81		

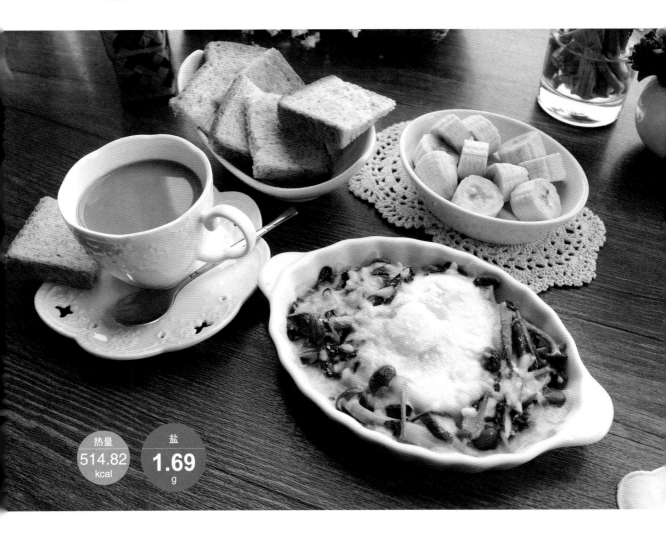

热量
514.82
kcal

盐
1.69
g

Day *3* 早餐

芝士焗烤菠菜菌菇蛋 + 全麦面包（2 片）90g + 咖啡（1 杯）150ml + 香蕉（1 根，去皮）65g

热量（kcal）	514.82	蛋白质（g）	27.45
脂肪（g）	15.08	碳水化合物（g）	68.90
盐（g）	1.69	膳食纤维（g）	6.64
胆固醇（mg）	370.78		

Menu

芝士焗烤菠菜菌菇蛋……十大降压食材及应用菜谱　P100
全麦面包（2 片）90g
咖啡（1 杯）150ml
香蕉（1 根，去皮）65g

Day 3 午餐

鸡肉蔬菜铝箔烧 + 油菜培根意面 + 芹菜苹果蜜柠酸奶色拉

热量（kcal）	504.96	蛋白质（g）	30.01
脂肪（g）	12.70	碳水化合物（g）	70.15
盐（g）	1.70	膳食纤维（g）	3.85
胆固醇（mg）	71.40		

Menu

鸡肉蔬菜铝箔烧⋯⋯减盐单品食谱　P162

油菜培根意面⋯⋯减盐单品食谱　P192

芹菜苹果蜜柠酸奶色拉⋯⋯十大降压食材及应用菜谱　P34

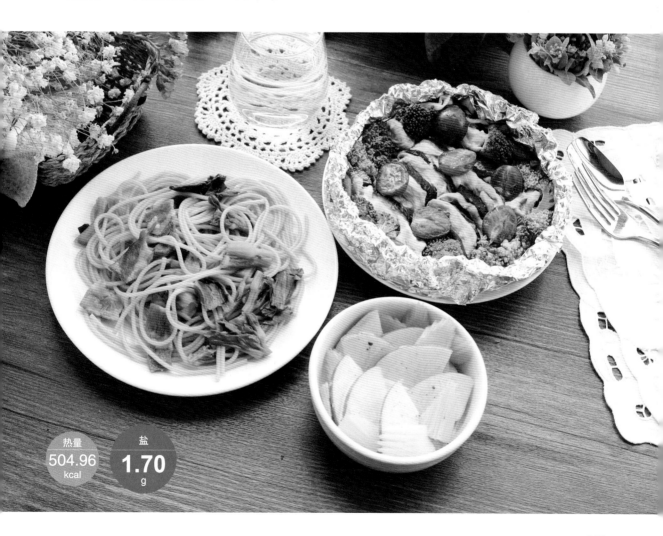

热量
504.96
kcal

盐
1.70
g

Day 3 晚餐

美乃滋酱烤银鳕鱼 + 韩式豆干拌芹菜 +
幻彩红薯饭 150g + 葛根茶

热量（kcal）	632.68	蛋白质（g）	38.30
脂肪（g）	16.11	碳水化合物（g）	87.78
盐（g）	1.58	膳食纤维（g）	4.21
胆固醇（mg）	59.00		

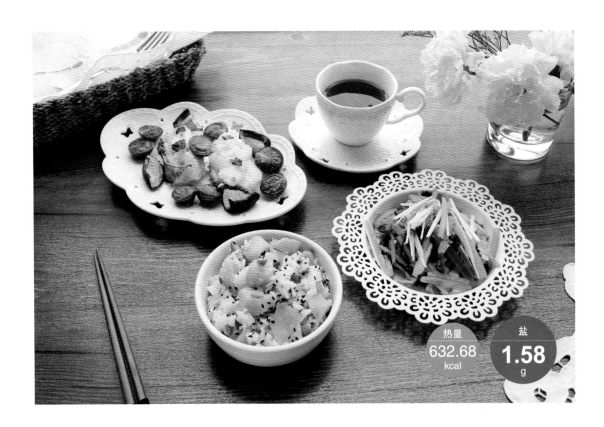

热量
632.68
kcal

盐
1.58
g

第三天热量和食物营养成分

热量（kcal）	1652.46	蛋白质（g）	95.76
脂肪（g）	43.89	碳水化合物（g）	226.83
盐（g）	4.97	膳食纤维（g）	14.70
胆固醇（mg）	501.18		

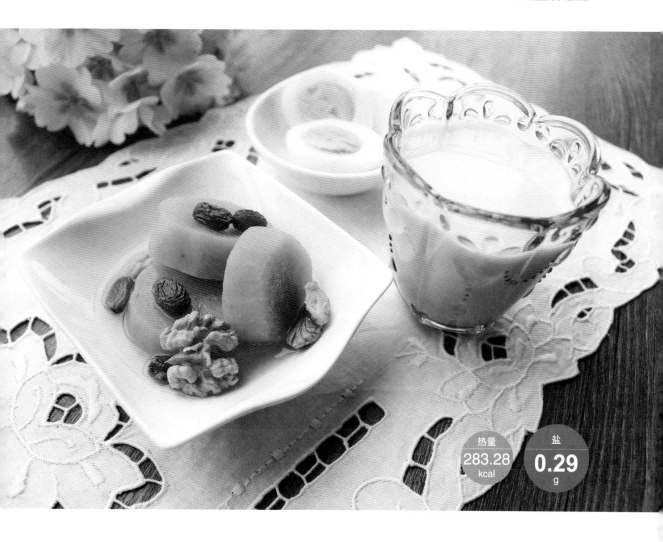

热量
283.28
kcal

盐
0.29
g

Day *4* 早餐

核桃葡萄干煮红薯 + 淡豆浆 250ml + 水煮鸡蛋（1 个）65g

热量（kcal）	283.28	蛋白质（g）	13.70
脂肪（g）	12.24	碳水化合物（g）	33.11
盐（g）	0.29	膳食纤维（g）	3.86
胆固醇（mg）	380.25		

Menu

核桃葡萄干煮红薯⋯⋯减盐食谱单品集　P214
淡豆浆 250ml
水煮鸡蛋（1 个）65g

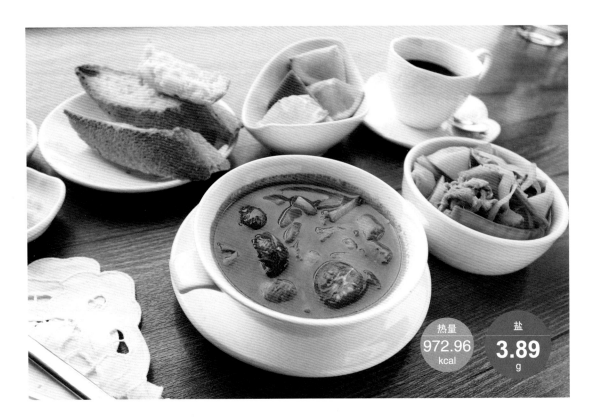

热量
972.96
kcal

盐
3.89
g

Day 4 午餐

土豆烧牛肉 + 蔬菜浓汤 + 法棍（3 片）80g + 奶咖 200ml（咖啡 150ml + 牛奶 50ml）+ 橙子 100g

热量（kcal）	972.96	蛋白质（g）	43.18
脂肪（g）	27.23	碳水化合物（g）	142.50
盐（g）	3.89	膳食纤维（g）	8.84
胆固醇（mg）	99.47		

Menu

土豆烧牛肉……家常菜的减盐新做法　P130
蔬菜浓汤 + 法棍（3 片）80g……减盐食谱单品集　P176
奶咖 200ml（咖啡 150ml + 牛奶 50ml）
橙子 100g

Day 4 晚餐

蛤蜊肉焖饭 + 芹菜煮黄豆 + 清烤时蔬 + 杜仲茶

热量（kcal）	342.60	蛋白质（g）	15.45
脂肪（g）	9.39	碳水化合物（g）	54.37
盐（g）	1.24	膳食纤维（g）	6.74
胆固醇（mg）	32.40		

Menu

蛤蜊肉焖饭······减盐食谱单品集　P200

芹菜煮黄豆······十大降压食材及应用菜谱　P33

清烤时蔬······减盐食谱单品集　P181

杜仲茶······高血压茶饮食谱　P223

第四天热量和食物营养成分

热量（kcal）	1598.84	蛋白质（g）	72.33
脂肪（g）	48.86	碳水化合物（g）	229.98
盐（g）	5.42	膳食纤维（g）	19.44
胆固醇（mg）	512.12		

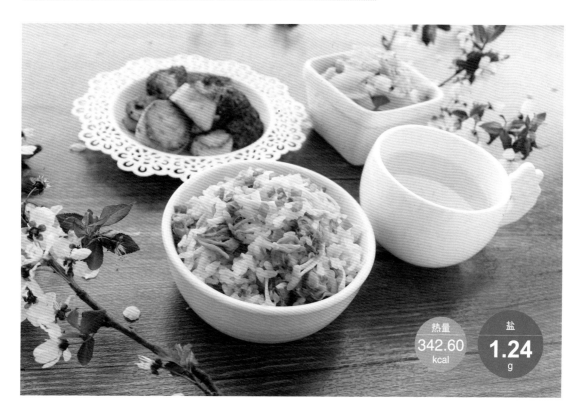

热量 342.60 kcal

盐 1.24 g

Day 5 早餐

韭菜猪肉煎饺 + 绿豆粳米粥 + 柠香糖醋胡萝卜丝

热量（kcal）	498.01	蛋白质（g）	25.34
脂肪（g）	11.94	碳水化合物（g）	73.39
盐（g）	0.81	膳食纤维（g）	4.89
胆固醇（mg）	115.22		

Menu

韭菜猪肉煎饺……十大降压食材及应用菜谱　P65

绿豆粳米粥……十大降压食材及应用菜谱　P111

柠香糖醋胡萝卜丝……减盐食谱单品集　P173

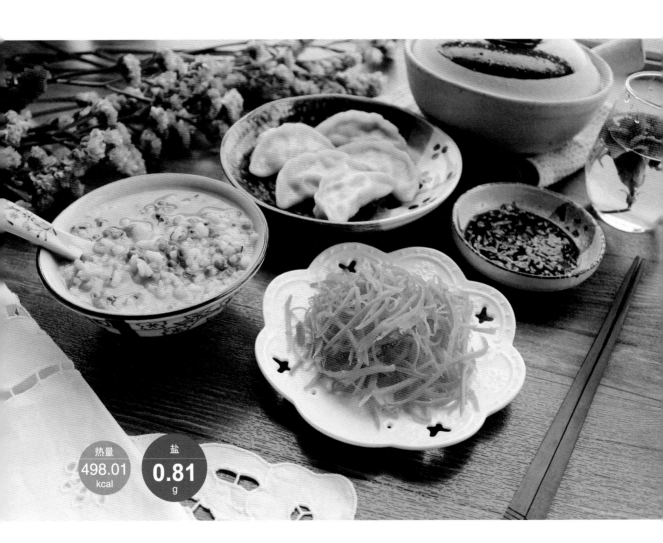

热量
498.01
kcal

盐
0.81
g

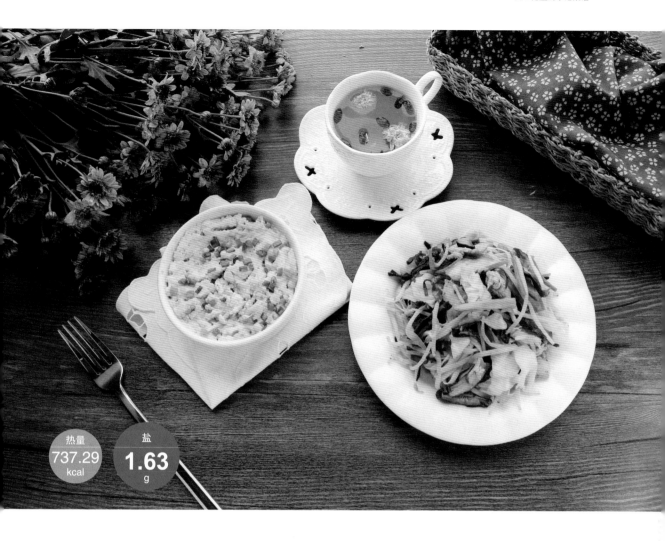

热量
737.29
kcal

盐
1.63
g

Day 5 午餐

配料丰富的轻盐炒面 + 鸡蛋蒸豆腐 + 杞菊决明子茶

热量（kcal）	737.29	蛋白质（g）	36.56
脂肪（g）	41.63	碳水化合物（g）	59.01
盐（g）	1.63	膳食纤维（g）	4.85
胆固醇（mg）	368.15		

Menu

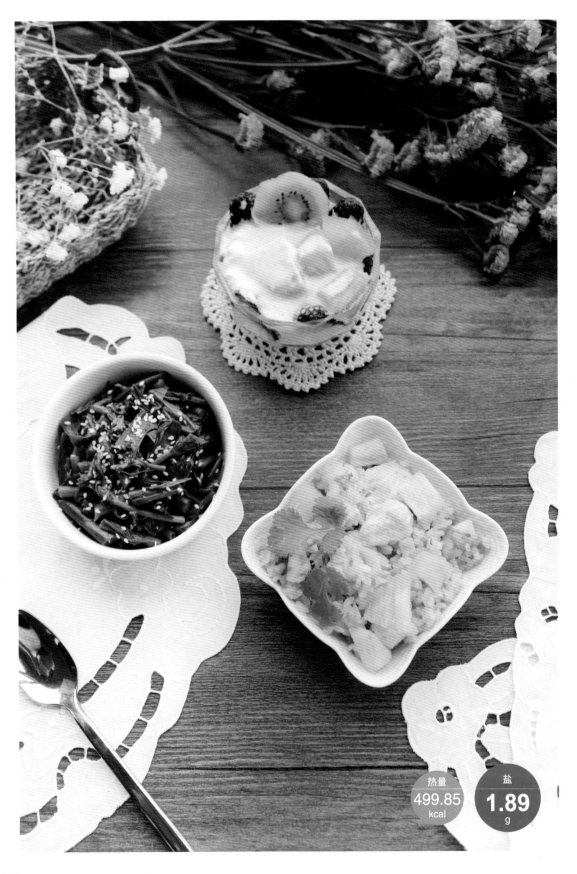

热量
499.85
kcal

盐
1.89
g

Day 5 晚餐

菠萝虾仁炒饭 + 芝麻香拌油菜 + 水果酸奶（酸奶 150ml）

热量（kcal）	499.85	蛋白质（g）	21.53
脂肪（g）	17.48	碳水化合物（g）	66.93
盐（g）	1.89	膳食纤维（g）	3.25
胆固醇（mg）	368.55		

Menu

菠萝虾仁炒饭······减盐食谱单品集　P204
芝麻香拌油菜······减盐食谱单品集　P174
水果酸奶（酸奶 150ml）······减盐食谱单品集　P209

第五天热量和食物营养成分

热量（kcal）	1735.15	蛋白质（g）	83.43
脂肪（g）	71.05	碳水化合物（g）	199.33
盐（g）	4.33	膳食纤维（g）	12.99
胆固醇（mg）	851.92		

实现一天 6 克盐的小诀窍

早餐中搭配牛奶、鸡蛋、面包、馒头、薯类、水果等食物，盐分完全可以控制在 1.0~1.5g。

午餐建议自己带盒饭，比较容易控盐，可以将 2g 盐均分于主菜和副菜，也可以主菜 1.5g，副菜 0.5g，让味觉略有起伏差异。至少有部分可以充分满足味觉对咸味的需求。

晚餐可以把早餐多出来的 0.5~1.0g 的盐分加进去。如果加班的话，可以适当增加牛奶、香蕉等无盐低卡的饱腹食品，当然为了防止肥胖，食量仍需严格控制。

下午茶等零食，与小麦粉、黄油、鲜奶油等为主要成分的甜点相比，更推荐如牛奶、酸奶、芋薯类、水果等无盐清甜的食物。

主菜、副菜可合成一个菜，各种食材巧妙搭配在一起既可丰富口感又能控盐控油。

减盐食谱单品集

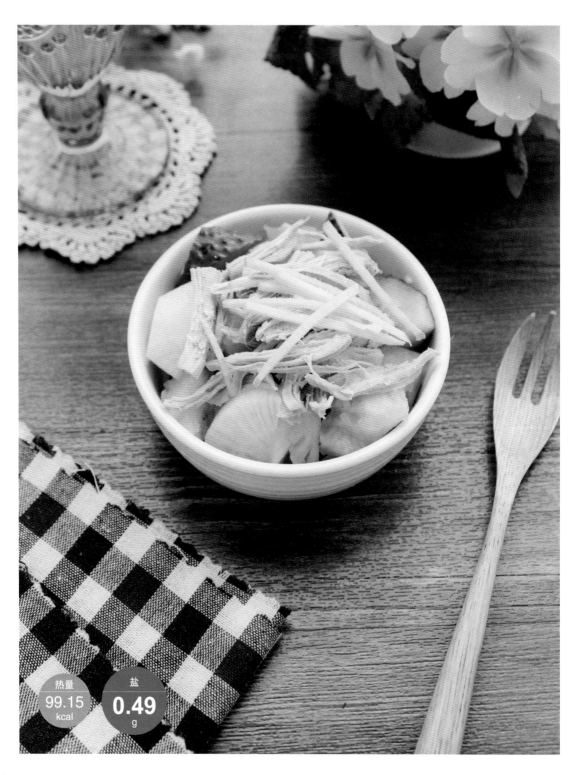

热量
99.15
kcal

盐
0.49
g

主菜

手撕鸡肉拌菠萝

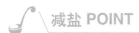

原料（2 人份）：

鸡胸肉 70g、黄酒 30ml、菠萝 140g、黄瓜 100g、萝卜 50g、姜丝 8g、A 料【谷物醋 10ml、盐 1.0g】。

减盐 POINT

<菠萝>菠萝的浓香酸甜，可丰富菜肴的风味，有效控盐。

<生姜>姜丝的辛辣，亦可帮助减盐。

<食材>萝卜、黄瓜口感淡雅清爽，无需调味亦能品尝美味。

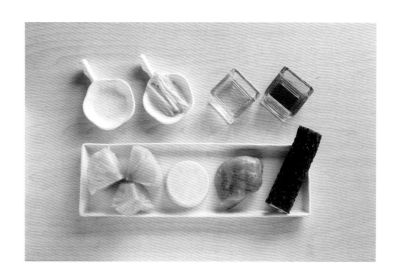

热量（kcal）	99.15	蛋白质（g）	8.01
脂肪（g）	1.94	碳水化合物（g）	11.26
盐（g）	0.49	膳食纤维（g）	1.41
胆固醇（mg）	28.70		

做法：

① 用叉子在鸡胸肉上多扎几下，撒上黄酒，包上保鲜膜，放入微波炉高火加热 1 分钟。

② 蔬果切成容易入口的大小，与 A 料拌匀。

③ 将①中的鸡肉撕成细丝，放在②上，再放上姜丝拌匀即可。

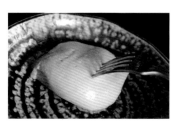
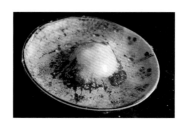
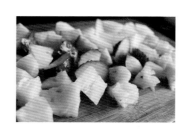
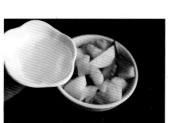
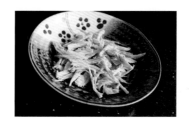
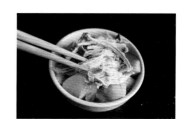

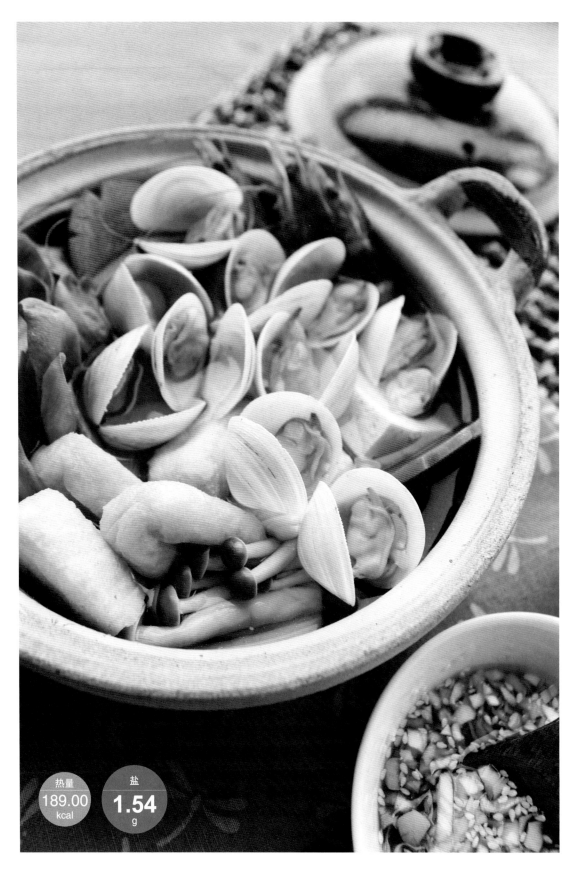

热量
189.00
kcal

盐
1.54
g

主菜

什锦砂锅

原料（2 人份）：

蛤蜊（连壳）250g、虾（6 只）72g、老豆腐 100g、蓬蒿 100g、蟹味菇 50g、油豆腐 30g、海带结 35g、水 750ml、A 料【黄酒 15ml、盐 1g】、B 料【大葱（葱白）20g、芝麻 3g、薄盐生抽 15ml、醋 10ml、白砂糖 5g】。

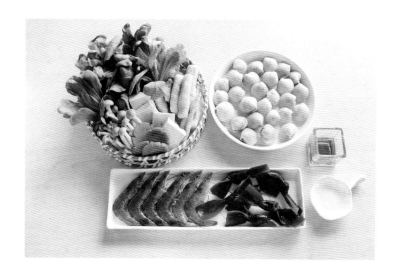

做法：

❶ 蛤蜊淡盐水浸泡，虾剪须挑去背筋，蟹味菇去根分成小朵，大葱葱白切碎。

❷ 将水倒入锅中，煮沸后放入虾、海带、蟹味菇、老豆腐和油豆腐，再次煮沸后放入蛤蜊，倒入 A 料去腥调味，最后放入蓬蒿，关火。

❸ 将 B 料拌和后加入 10ml 的汤汁调匀，作为蘸料配食。

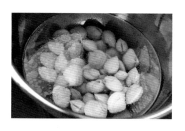
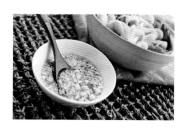

减盐 POINT

<蘸料> 加了大葱和芝麻的蘸料，有着丰富的味道，配食可以帮助减盐。

<海鲜> 蛤蜊、虾等海鲜本身带有淡淡的咸味，可以减少用盐量，海鲜独特的鲜味可弥补咸味的不足。

<海带> 海带的鲜味可提鲜减盐。

食材小知识

蟹味菇的热量很低，膳食纤维和维生素 B_1、B_2 含量丰富，对胆固醇和盐分的排出有着积极的作用，被认为是防止动脉硬化、控制血压的理想食材。

热量（kcal）	189.00	蛋白质（g）	21.50
脂肪（g）	7.10	碳水化合物（g）	10.60
盐（g）	1.54	膳食纤维（g）	2.00
胆固醇（mg）	150.40		

主菜

蒜薹炒腰蛤

原料（2人份）:

腰蛤（带壳）400g（入菜量140g）、蒜薹80g、油5ml、黄酒15ml、A料【薄盐生抽5ml、糖3g】。

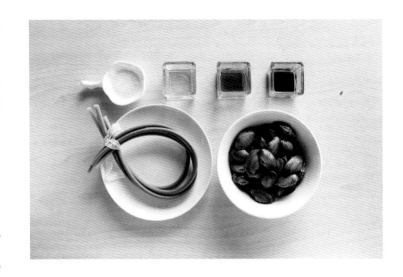

做法:

❶ 腰蛤放入淡盐水中静养，使其吐尽泥沙；蒜薹切成5cm长小段。

❷ 油入锅加热后倒入蒜薹，略炒后倒入腰蛤，烹入黄酒盖盖大火猛煮。

❸ 待锅中腰蛤（约七成）壳开劈啪作响时，倒入A料，拌匀略炒出锅。

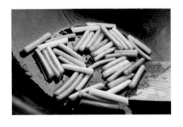
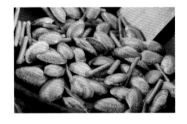

减盐 POINT
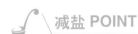

〈腰蛤〉肉质无比鲜美，可成功控盐。

〈蒜薹〉甘甜微辛，低盐亦能品出美味。

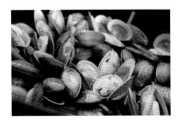
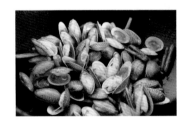

食材小知识
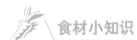

蒜薹中含有丰富的维生素C，具有降血脂及预防动脉硬化的作用，并可防止血栓的形成。

热量（kcal）	102.28	蛋白质（g）	8.10
脂肪（g）	3.30	碳水化合物（g）	9.77
盐（g）	0.80	膳食纤维（g）	1.00
胆固醇（mg）	110.80		

TIPS

腰蛤自体含有盐分，烹饪时需适量减盐。

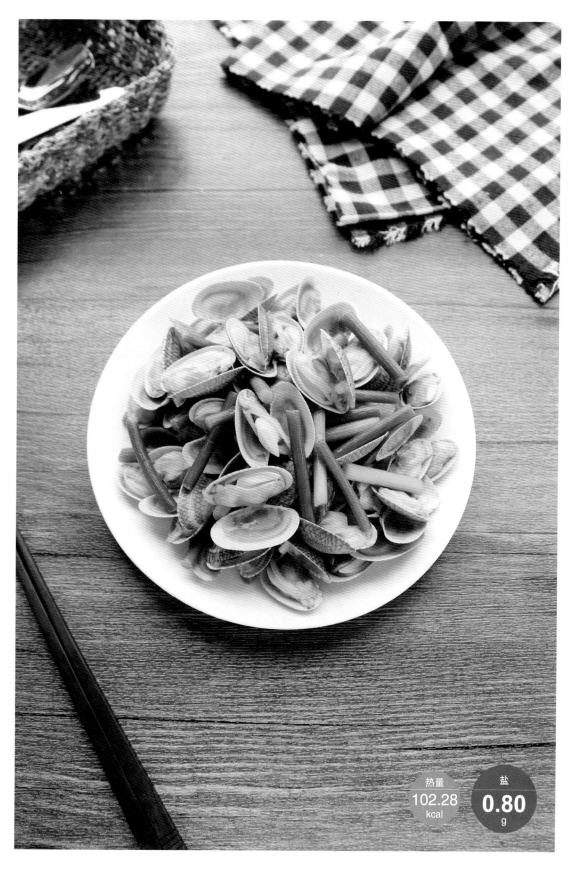

热量
102.28
kcal

盐
0.80
g

主菜

微波炉清蒸三文鱼

原料（2人份）：

【三文鱼 150g、盐 1.5g、黄酒 10ml】、绿豆芽 100g、小葱 60g、A 料【谷物醋 10ml、薄盐生抽 15ml、白砂糖 3g】。

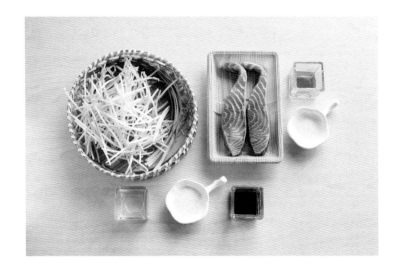

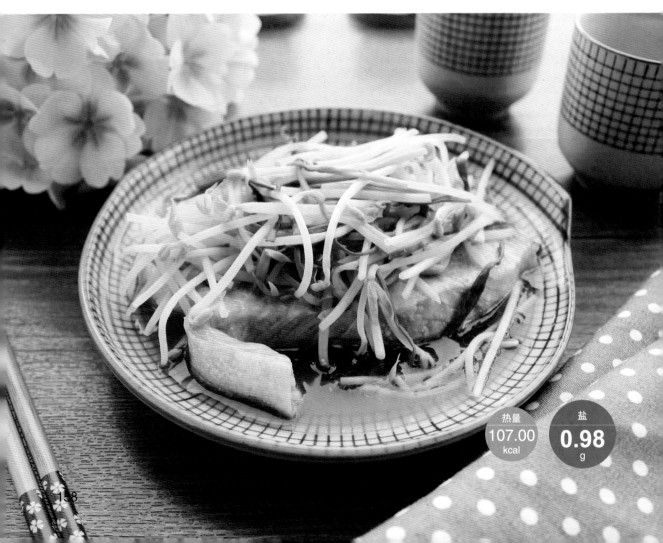

热量 107.00 kcal

盐 0.98 g

做法：

❶ 三文鱼加盐和黄酒略腌片刻，包上保鲜膜放入微波炉高火加热 3 分钟。

❷ 绿豆芽摘去尾根、小葱切成 5cm 长小段，洗净沥干后包上保鲜膜，放入微波炉中高火加热 2 分钟。

❸ 将①和②混合，浇上 A 料即可。

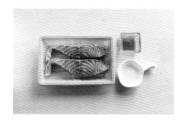 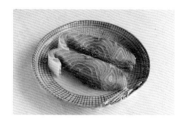 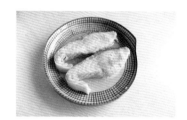

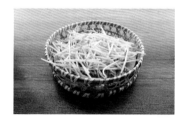 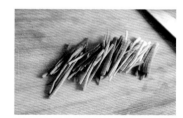 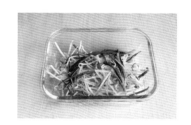

热量（kcal）	107.00	蛋白质（g）	14.54
脂肪（g）	3.12	碳水化合物（g）	3.53
盐（g）	0.98	膳食纤维（g）	0.40
胆固醇（mg）	157.50		

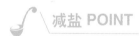

减盐 POINT

< 微波炉烹饪 > 微波炉不仅可节省烹饪时间，还可协助料理减盐。快速加热，可使调味料停留在食材的表面，入口可放大咸味的感受。

< 食材 > 豆芽的脆嫩和小葱的辛香都可以丰富味觉，配合减盐。

 食材小知识

三文鱼等深海鱼中含有丰富的不饱和脂肪酸，能有效降低血脂和血胆固醇，防治心血管疾病，建议每周食用 2 次。

绿豆芽热量较低，水分和膳食纤维较高。它有清除血管壁中胆固醇和脂肪的堆积、防止心血管病变的作用。

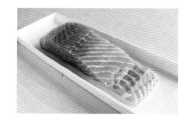 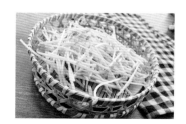

主菜

番茄豆酱白切肉

原料（2 人份）：

猪肉 90g、卷心菜 90g、新鲜香菇 20g、芦笋 20g、洋葱 30g、大葱 10g、植物油 8ml、盐 2g、胡椒粉 1g、A 料【蒜泥 3g、姜末 2g】、B 料【原味番茄酱 20ml、豆瓣酱 1g、水 15ml】、淀粉 2g。

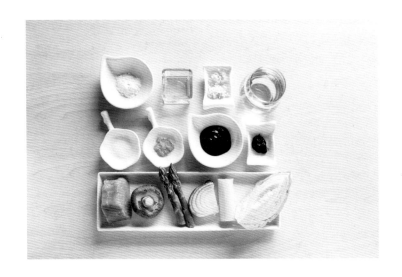

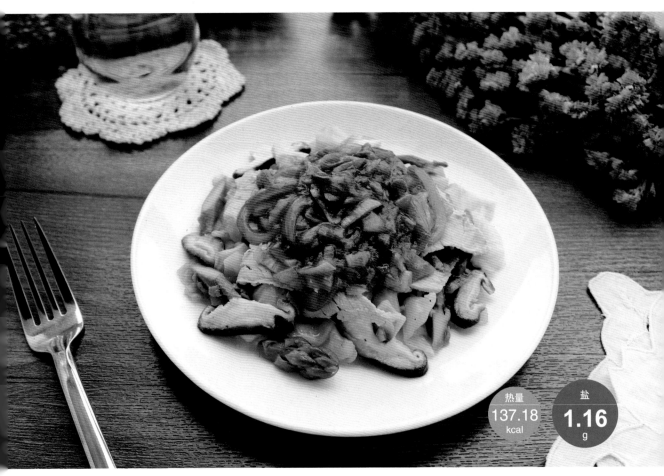

热量 137.18 kcal

盐 1.16 g

做法:

❶ 猪肉放入水锅中煮沸后，放入姜片和黄酒（未计入原料量），小火煮至肉熟，取出冷却后切成薄片；卷心菜切成 3cm 见方的三角块，香菇切成 2mm 厚薄片，芦笋斜切成 3cm 长小块，洋葱切丝，大葱切碎；将卷心菜、香菇、芦笋入沸水焯烫，捞出沥干。

❷ 将一半的植物油倒入油锅，加热后倒入卷心菜、香菇、芦笋翻炒，加盐、胡椒粉调味，出锅装盘。

❸ 将剩余的植物油倒入锅中，倒入 A 料爆香后，再倒入洋葱，待洋葱变软后，倒入 B 料煮沸，然后用水淀粉勾芡，倒入大葱末拌匀。

❹ 将①的白切肉摆放在②上，浇上③的酱汁。

热量（kcal）	137.18	蛋白质（g）	11.08
脂肪（g）	7.02	碳水化合物（g）	8.85
盐（g）	1.16	膳食纤维（g）	1.42
胆固醇（mg）	39.01		

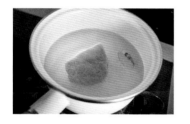
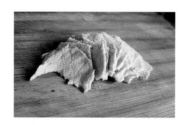
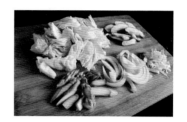
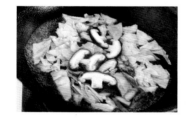
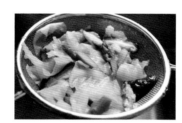
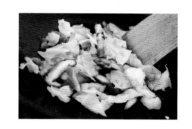
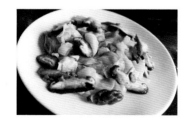
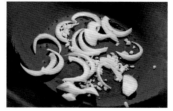

减盐 POINT

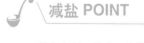

<香辛食材> 洋葱、大葱、大蒜、生姜等香辛类食材可以提香刺激食欲，活用入菜有利于减盐。

<白切猪肉> 猪肉水煮白切口感清爽，佐以少量调料即可品尝出原汁原味的鲜美。

<酱汁后浇> 最后浇上的酱汁，可以使咸味仅黏附在食材表层，少盐亦能满足味蕾需求。

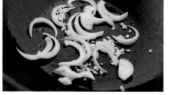
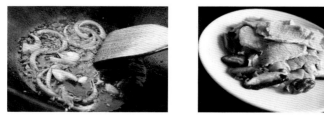

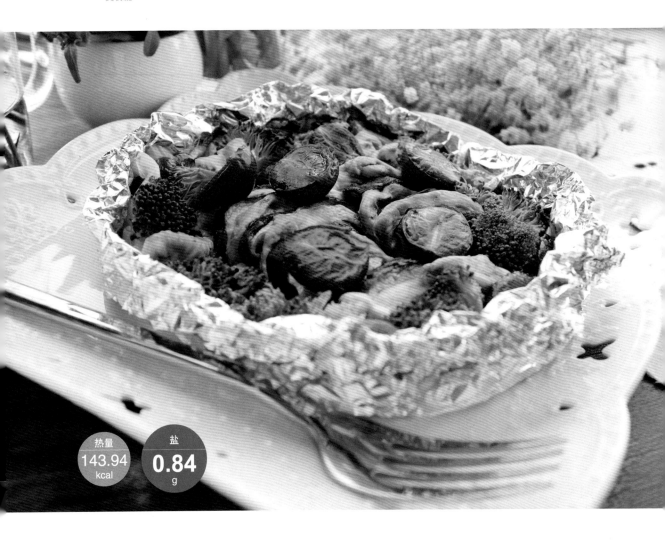

热量
143.94
kcal

盐
0.84
g

主菜

鸡肉蔬菜铝箔烧

原料（2人份）：

鸡胸肉（无皮）150g、A 料【盐 0.5g、黄酒 10ml、姜汁 2ml】、西兰花 60g、大葱 60g、小番茄（6个）90g、鲜香菇（2个）50g、B 料【甜面酱 12g、黄酒 5ml、蜂蜜 3ml】。

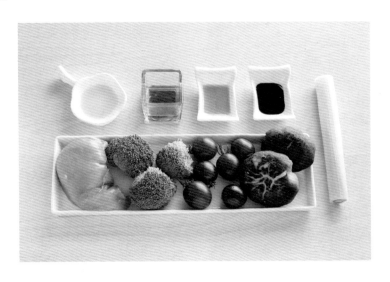

做法：

❶ 鸡肉切片加 A 料略腌；西兰花分成小朵后入沸水焯烫，捞出后冷水冲凉、沥干；大葱斜切成片；小番茄对切；香菇去根切片。

❷ 铝箔摊开，铺上大葱，然后铺上①中的鸡肉和蔬菜，包上铝箔，放入烤箱（预热至 200℃）200℃烤 10 分钟。

❸ 取出铝箔包，涂上 B 料的混合汁即可。

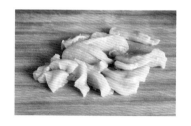 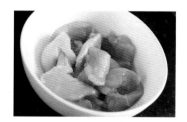 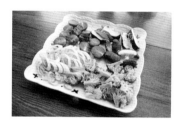

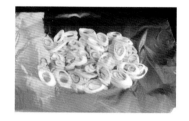 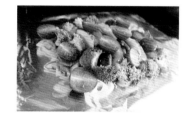 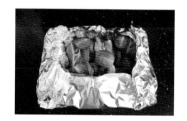

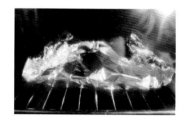 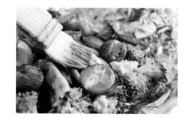 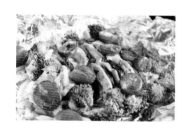

减盐 POINT

<铝箔烤> 包上铝箔烤出来的蔬菜，鲜美甘甜，无需过多调味。

<最后调味> 最后刷上的调料，可以使咸味停留在食材表面，有利于减盐。

热量（kcal）	143.94	蛋白质（g）	17.28
脂肪（g）	4.16	碳水化合物（g）	10.29
盐（g）	0.84	膳食纤维（g）	2.20
胆固醇（mg）	61.50		

主菜

浓香茄汁鸡肉

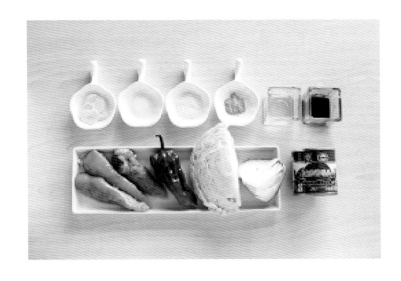

原料（2 人份）：

【鸡胸肉〔去皮〕120g、盐 0.5g、淀粉少许】、洋葱 50g、卷心菜 50g、辣椒 30g、原味番茄酱 100g、大蒜片 5g、植物油 10ml、A 料【砂糖 5g、薄盐生抽 5ml、胡椒粉少许】。

热量（kcal）	195.10	蛋白质（g）	15.03
脂肪（g）	8.22	碳水化合物（g）	16.85
盐（g）	0.50	膳食纤维（g）	1.74
胆固醇（mg）	52.40		

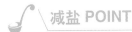

减盐 POINT

<配蔬丰富 > 足量丰富的配蔬，不仅均衡了营养，还可使菜肴的口感变得更为丰富。

<焦香鲜嫩 > 煎炒出焦色的鸡肉透着淡淡的焦香，有利于减盐。

<茄汁调味 > 大量的番茄酱使菜肴的风味变得酸甜浓香，少盐也不觉得单调，需要注意的是番茄酱要选用原味无添加的。

做法：

❶ 鸡肉、洋葱、卷心菜、辣椒切成一口入的块状，鸡肉加盐、胡椒粉和淀粉拌匀。

❷ 油入锅加热后倒入大蒜片爆香，倒入鸡肉煎炒出焦色，倒入洋葱煎至色变透明。

❸ 倒入辣椒和卷心菜翻炒，加番茄酱、水，大火煮沸后改中火煮 5 分钟，倒入 A 料调味后出锅装盘。

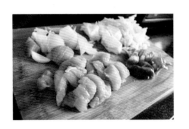
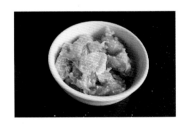
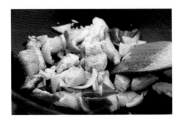
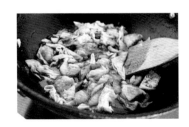

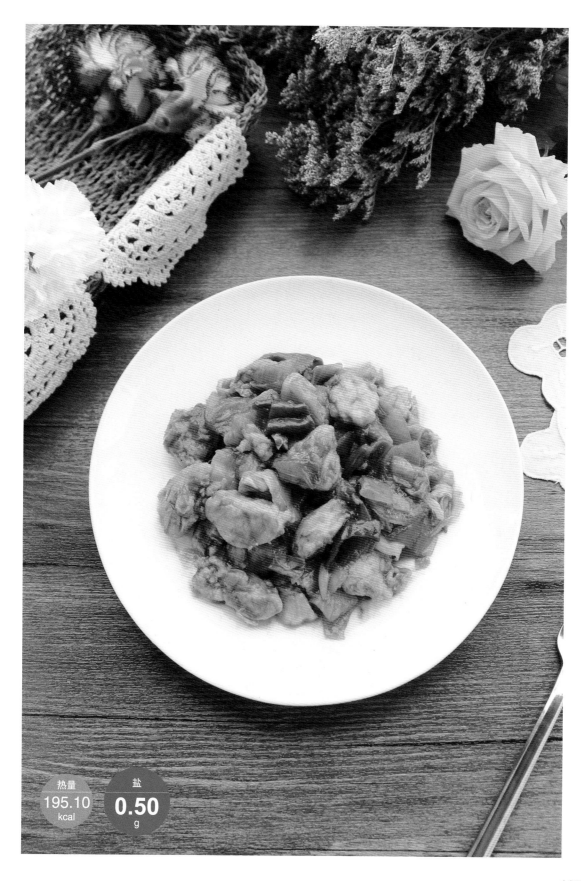

热量
195.10
kcal

盐
0.50
g

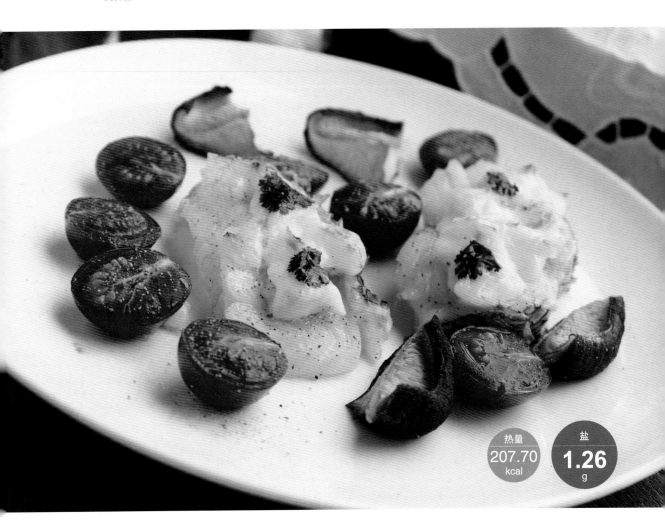

热量
207.70
kcal

盐
1.26
g

主菜
美乃滋酱烤银鳕鱼

原料（2 人份）：

银鳕鱼 200g、胡椒粉少量、美乃滋酱 40g、香菇 60g、小番茄 100g、香菜适量。

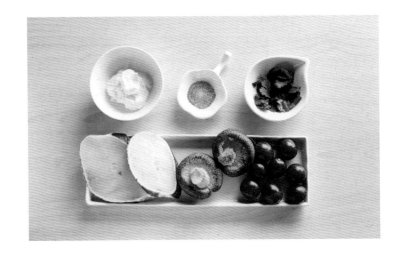

166

做法：

❶ 银鳕鱼切成容易入口的大小，香菇切片，小番茄对切。

❷ 烤箱预热到 200℃，放入①中的银鳕鱼、香菇、小番茄，中层 200℃烤 10 分钟。

❸ 取出烤盘，银鳕鱼上撒些胡椒粉和香菜末，抹上美乃滋蛋黄酱，入烤箱继续烤 3 分钟即可。

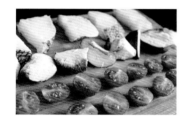 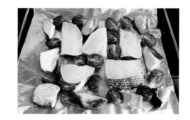

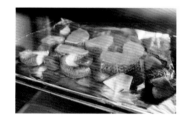 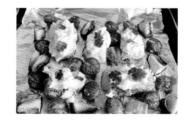 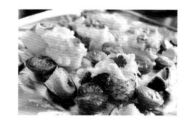

热量（kcal）	207.70	蛋白质（g）	23.02
脂肪（g）	10.07	碳水化合物（g）	8.42
盐（g）	1.26	膳食纤维（g）	2.11
胆固醇（mg）	59.00		

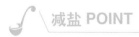 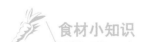

减盐 POINT

　　<美乃滋酱（蛋黄酱）>烤香后的美乃滋不仅香味浓郁，还能起到调味作用，低盐不失美味。

食材小知识

　　银鳕鱼，肉质白细鲜嫩，蛋白质含量非常高，而脂肪含量极低。含有丰富的镁元素，对心血管系统有很好的保护作用，有利于预防高血压、心肌梗死等心血管疾病。

副菜

蓬蒿白煮蛋色拉

原料（2人份）：

鸡蛋（2个）110g、蓬蒿菜20g、番茄（半个）、A料【苹果泥 6g、生抽 5ml、醋 5ml、橄榄油 5ml】。

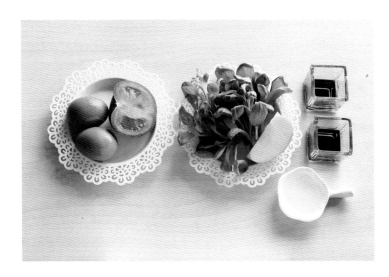

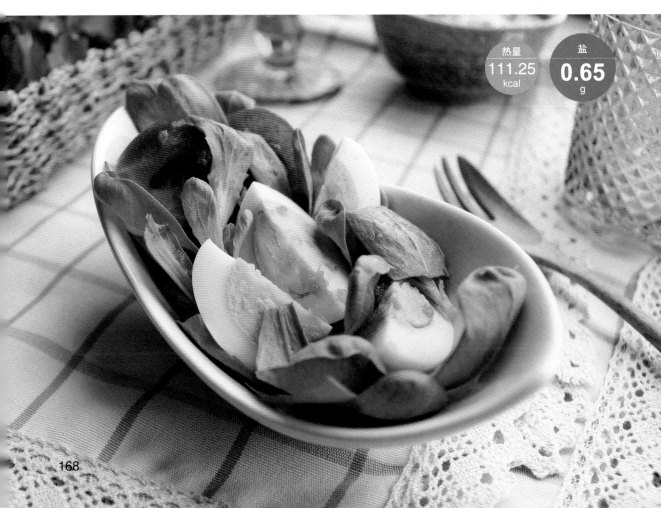

热量 **111.25** kcal

盐 **0.65** g

做法：

❶ 白煮蛋去壳切成 4 片，蓬蒿菜随意撕碎，番茄切片，苹果磨成果泥。

❷ 将①放入碗中混合，浇上 A 料拌匀即可。

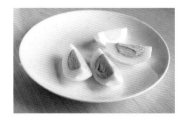 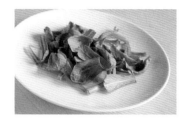 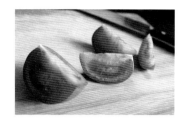

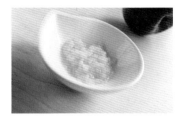

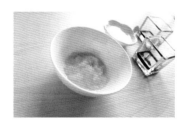 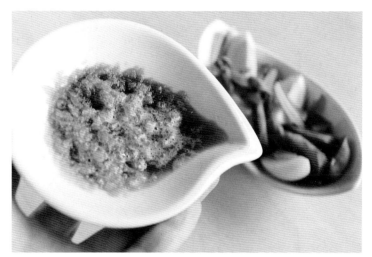

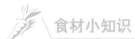

热量（kcal）	111.25	蛋白质（g）	7.93
脂肪（g）	7.43	碳水化合物（g）	3.41
盐（g）	0.65	膳食纤维（g）	0.25
胆固醇（mg）	321.75		

减盐 POINT

　＜苹果泥＞和调料拌在一起的苹果泥，除了可以增加香甜丰富的味觉外，还能作为分散剂增加调料的体积，均匀地分散黏附在食材上，满足味蕾的需求。

　＜食材＞鸡蛋黄本身带有咸味，而番茄甘甜酸爽，都属于无需过多调味的理想减盐食材。

食材小知识

　蓬蒿不仅膳食纤维丰富还含有多种维生素、胡萝卜素及氨基酸，对降压有一定的作用。

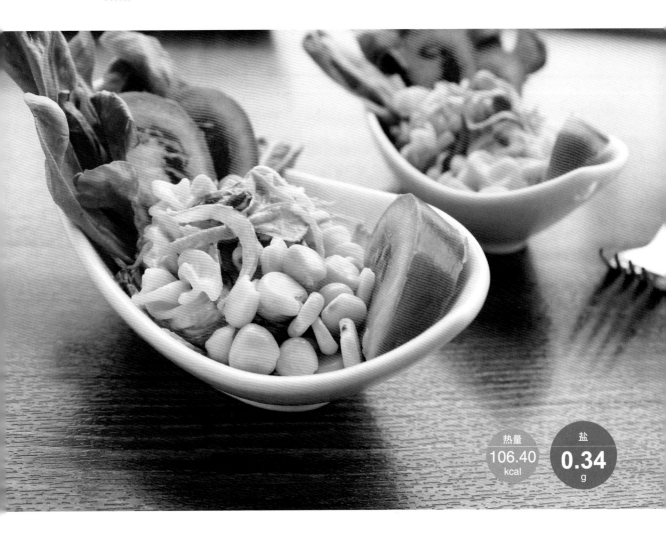

热量
106.40
kcal

盐
0.34
g

通心粉蔬菜色拉

原料（2人份）：

通心粉 30g、胡萝卜 20g、蟹味菇 20g、洋葱 20g、黄瓜 20g、提子干 10g、蓬蒿菜 15g、番茄 90g、熟玉米粒 30g、美乃滋酱 20g、A料【盐 0.5g、糖 1g、米醋 5ml、胡椒粉少许】。

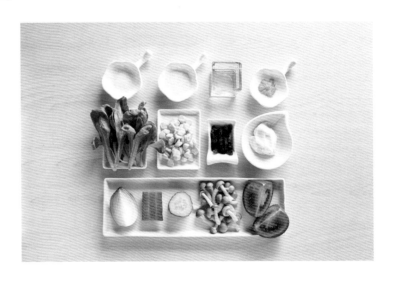

做法：

❶ 通心粉按包装说明书水煮捞出沥干，蟹味菇去根分成小朵，焯水后捞出沥干。

❷ 黄瓜切成 3mm 后的薄片，放入 3% 浓度的盐水中浸泡片刻，待黄瓜变软后用清水冲洗并挤干水分，洋葱、胡萝卜刨成细丝，提子干温水中浸泡 20 分钟后捞出沥干。

❸ 将①和②放入碗中混匀，拌入美乃滋酱和 A 料调味，边上再放上熟玉米粒、番茄块和蓬蒿菜即可。

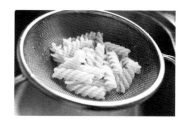 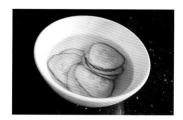 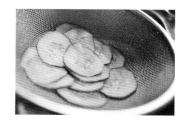

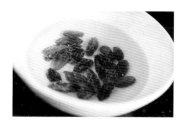 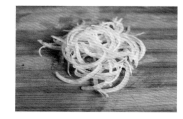 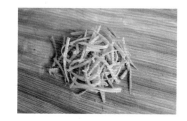

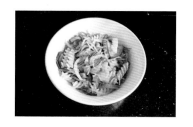 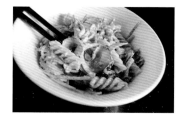

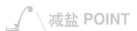
减盐 POINT

<混搭>不同口感和味道的食材混合在一起，形成了丰富的味道，无需过多调味亦很美味。

<提子干>提子干的甜味提升了色拉的美味，弥补了低盐的口感缺失。

热量（kcal）	106.40	蛋白质（g）	3.39
脂肪（g）	0.26	碳水化合物（g）	24.55
盐（g）	0.34	膳食纤维（g）	1.94
胆固醇（mg）	0		

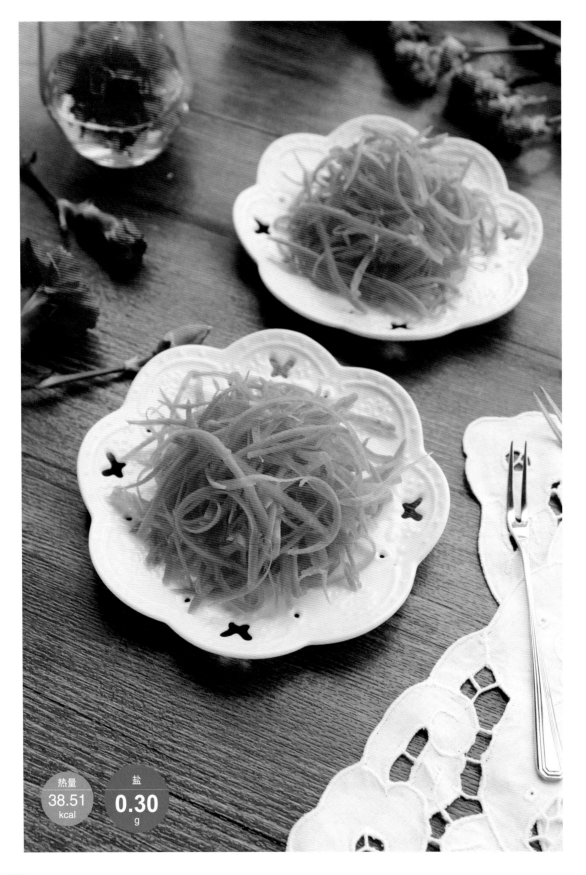

热量
38.51
kcal

盐
0.30
g

副菜

柠香糖醋胡萝卜丝

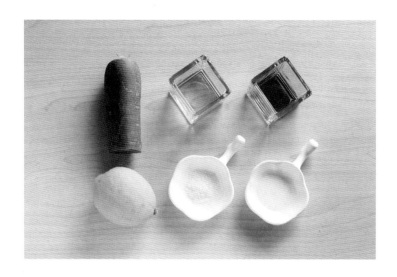

原料（2人份）：

胡萝卜丝 100g、A 料【谷物醋（或果醋）15ml、盐 0.3g、柠檬汁 5ml、白砂糖 5g、橄榄油 3ml】。

做法：

❶ 胡萝卜去皮刨成细丝。

❷ 加 A 料拌匀，装盘即可。

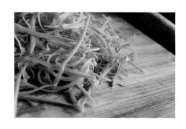
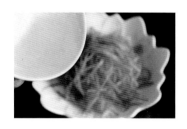

减盐 POINT

<糖醋＞酸甜脆爽的糖醋凉拌无需过多的盐分调味亦能品尝美味，是减盐菜肴力推的烹饪方法。

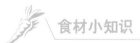

食材小知识

胡萝卜中富含的脂溶性维生素和胡萝卜素，对抗癌和改善血压有一定的作用。由于胡萝卜中的维生素是脂溶性的，所以最好与荤菜同食，对素食者建议涉油烹饪。

热量（kcal）	38.51	蛋白质（g）	0.53
脂肪（g）	1.60	碳水化合物（g）	6.86
盐（g）	0.30	膳食纤维（g）	1.61
胆固醇（mg）	0		

副菜

芝麻香拌油菜

原料（2 人份）:

油菜 100g、A 料【薄盐生抽 10ml、水 10ml】、白芝麻碎 5g。

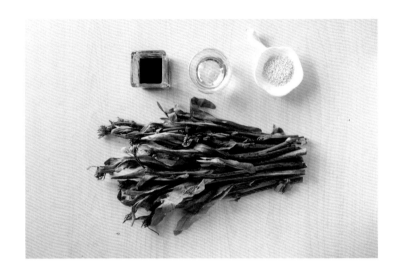

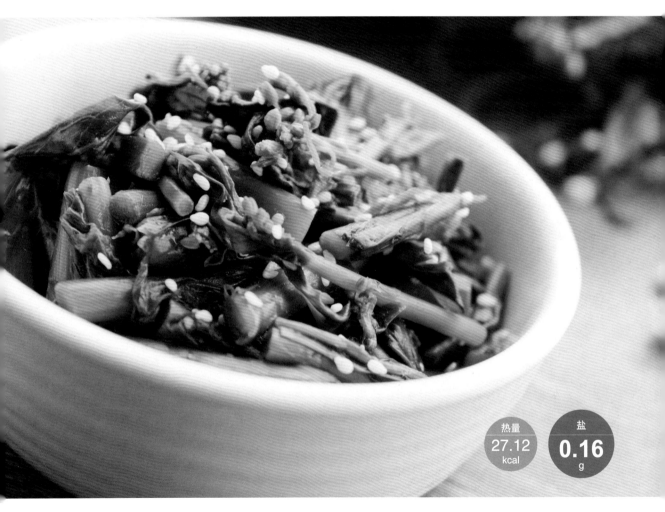

热量
27.12
kcal

盐
0.16
g

做法：

❶ 油菜入沸水锅中焯烫后取出，冷开水冲凉、挤干后切成容易入口的大小。

❷ 将①中的油菜放入碗中，拌入 A 料、撒上芝麻碎即可。

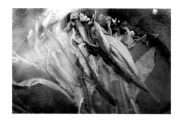 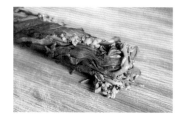 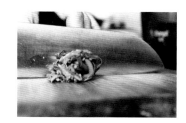

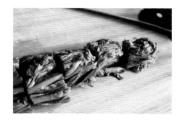 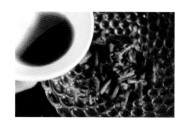 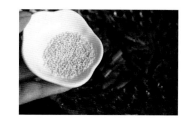

热量（kcal）	27.12	蛋白质（g）	1.64
脂肪（g）	1.24	碳水化合物（g）	3.08
盐（g）	0.16	膳食纤维（g）	0.80
胆固醇（mg）	0		

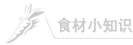 食材小知识

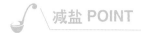 减盐 POINT

油菜是富含维生素和矿物质的黄绿蔬菜，特别是维生素 C 含量丰富。导致结石的草酸含量要远远低于菠菜，稍微于沸水中余烫，就会溶于水中，所以可以安心食用。另外，油菜还富含一般蔬菜较少有的蛋白质，和维生素 C 可以共同作战使血管变得结实强健。钙和维生素 B 群也很丰富，可安神，尤其适合神经敏感的高血压人群。

<拌入> 拌比炒煮更容易控盐。

<芝麻> 芝麻的香味可丰富菜肴口感，帮助减盐。

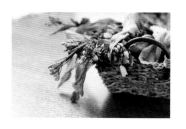 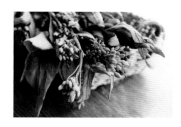

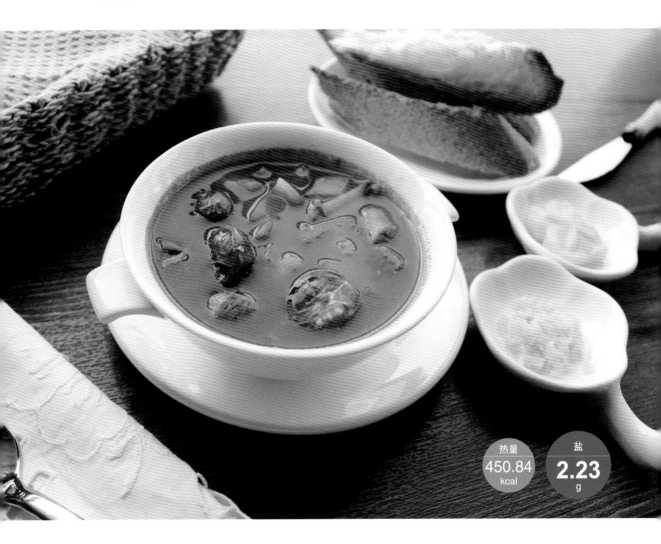

热量
450.84
kcal

盐
2.23
g

副菜

法棍蔬菜浓汤

原料（1人份）：

肉肠 20g、小番茄（4个）50g、茄子 20g、红黄彩椒共计 20g、黄瓜 10g、洋葱 15g、蒜泥 2g、法棍面包 80g、植物油 3ml、A 料【番茄酱 20g、高汤粉 1g、牛奶 10ml】、盐 0.2g、胡椒粉少量、B 料【无盐黄油 10g、蒜泥 3g】

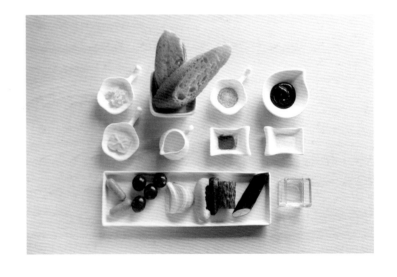

做法：

❶ 肉肠切成小块，入水锅煮沸后关火静置 10 分钟，清水冲洗后沥干，茄子、彩椒、黄瓜、洋葱切成 2cm 见方小块，小番茄对切。

❷ 油入锅加热后倒入蒜泥，爆香后倒入肉肠略煎，然后倒入①中的蔬菜丁翻炒，倒入水（约 250ml）和 A 料，盖盖中火煮 5 分钟，加盐和胡椒粉调味。

❸ 小番茄和法棍切片放入预热至 200℃的烤箱，180℃烤 7 分钟。

❹ 将②盛出装入碗中，将烤好的小番茄直接放入；烤好的法棍片涂上 B 料，配汤食用。

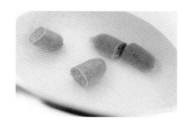
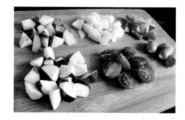
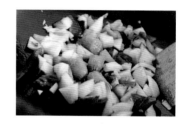
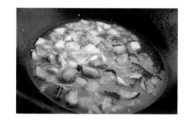
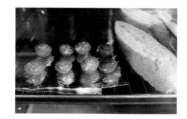
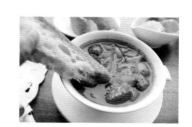

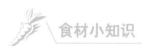
食材小知识

小番茄中丰富的茄红素、胡萝卜素、维生素 C、维生素 E 不仅具有抗氧化作用，对保持血管的柔软也有积极的作用。番茄越是成熟，茄红素含量越高，而且熟制后更有利于吸收，所以建议多食熟制的自然成熟的番茄。另外，新鲜的小番茄中还含有丰富的钾元素和谷氨酸，钾元素可帮助身体将多余的钠排出体外，而谷氨酸则能弥补菜肴减盐后的口感缺失，所以小番茄绝对是控盐料理中的理想食材。

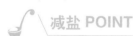
减盐 POINT

<肉肠水煮> 将肉肠水煮并浸泡冲洗，可有效去除盐分。

<番茄酱、牛奶> 番茄酱的酸甜和牛奶的浓香可协助减盐。

<多种蔬菜> 多种新鲜蔬菜组合，口感鲜美，无需过多调味。

热量（kcal）	450.84	蛋白质（g）	12.87
脂肪（g）	19.06	碳水化合物（g）	59.40
盐（g）	2.23	膳食纤维（g）	4.64
胆固醇（mg）	46.22		

副菜

芦笋虾仁色拉

原料（2 人份）：

虾仁（6 个）90g、芦笋 90g、A
料【盐 0.5g、胡椒粉适量】、B
料【酸奶 15g、美乃滋酱 5g、
芥末籽酱 5g】。

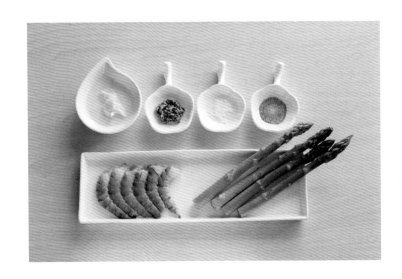

做法：

❶ 芦笋斜切成段，虾仁开背去筋。

❷ 将①和 A 料拌匀后放入耐热器皿中，包上保鲜膜入微波炉加热 2
分钟，自然冷却。

❸ 将②装盘，浇上 B 料即可。

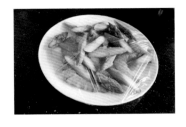 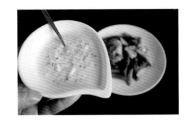

食材小知识

　　芦笋中发现有促进新陈代谢、
合成蛋白质的氨基酸。不仅有利于
消除疲劳、恢复体力、提振精神，
而且还富含维生素 A、B_1、B_2、B_6、
B_{12}、叶酸等，在容易困乏的春天建
议多多食用。新鲜的芦笋茎干粗壮
柔嫩甘甜，顶部尖穗更是鲜美。常
食可使血管保持年轻，对血压的控
制也有很好的作用。

热量（kcal）	54.05	蛋白质（g）	5.64
脂肪（g）	1.90	碳水化合物（g）	4.39
盐（g）	0.72	膳食纤维（g）	0.88
胆固醇（mg）	1.50		

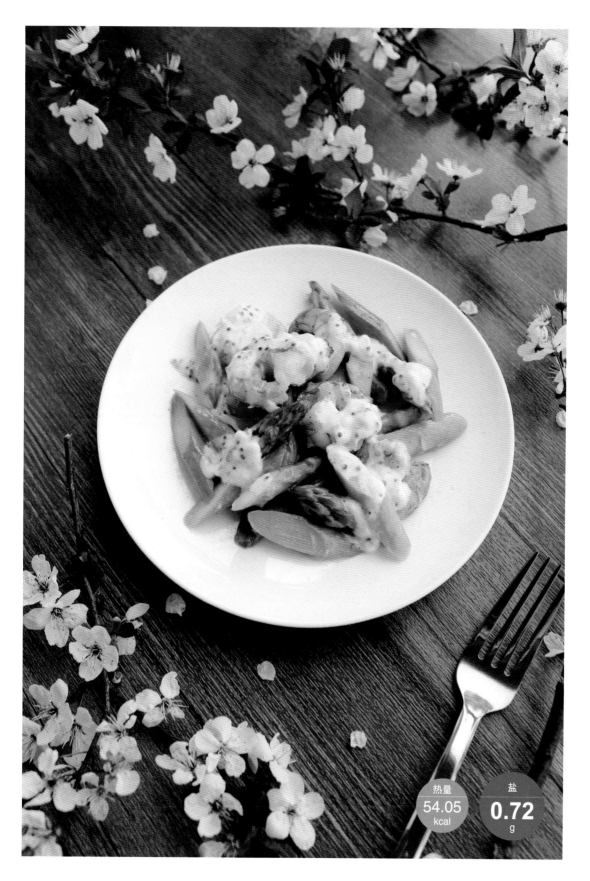

热量
54.05
kcal

盐
0.72
g

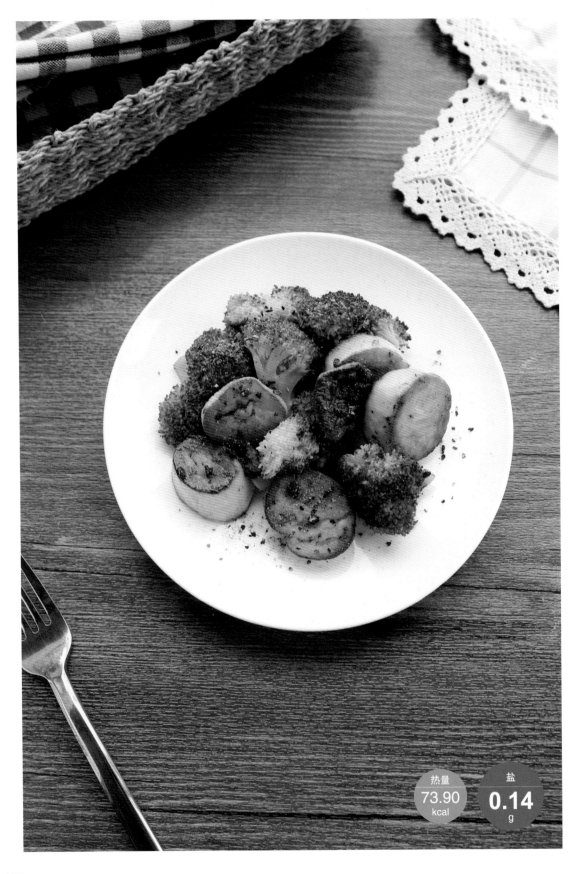

热量
73.90
kcal

盐
0.14
g

副菜

清烤时蔬

原料（2人份）：

杏鲍菇 100g、西兰花 80g、大蒜适量、黄油 10g、生抽酱油 8ml、胡椒粉适量、水 30ml。

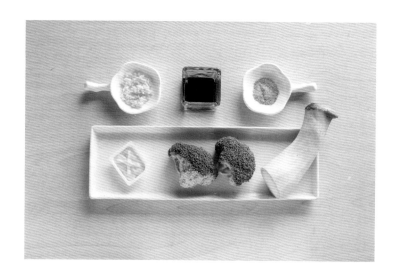

做法：

❶ 西兰花去根分成小朵，杏鲍菇切成 2cm 厚片，太阳下暴晒 2 小时。

❷ 将一半的黄油放入平底锅中，放入大蒜泥小火煎香，倒入西兰花、杏鲍菇片，盖盖煎烧 2 分钟。

❸ 倒入剩下的黄油、酱油、胡椒粉，拌匀，装盘。

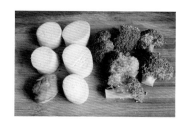 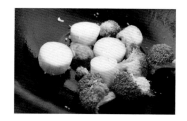 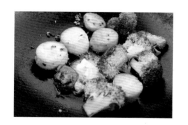

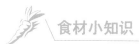 食材小知识

　　杏鲍菇富含调整血压的钾元素和提高热量代谢、细胞再生不可缺的维生素 B 群。维生素可维持血管的柔软性，切法、加热法和调味法得当的话，会有类似干贝和鲍鱼的鲜美口感。

热量（kcal）	73.90	蛋白质（g）	2.55
脂肪（g）	5.19	碳水化合物（g）	5.87
盐（g）	0.14	膳食纤维（g）	0.64
胆固醇（mg）	14.80		

副菜

番茄茄子芝士烤

原料（2 人份）:

番茄 200g、芝士 45g、洋葱 45g、香草叶少许、茄子 100g、鲜香菇（2 个）40g、盐 0.5g、植物油 10ml、柠檬 1/4 个。

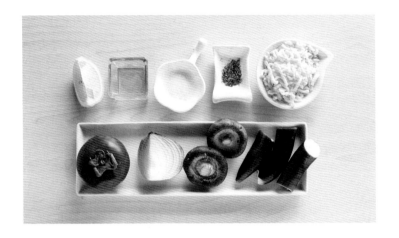

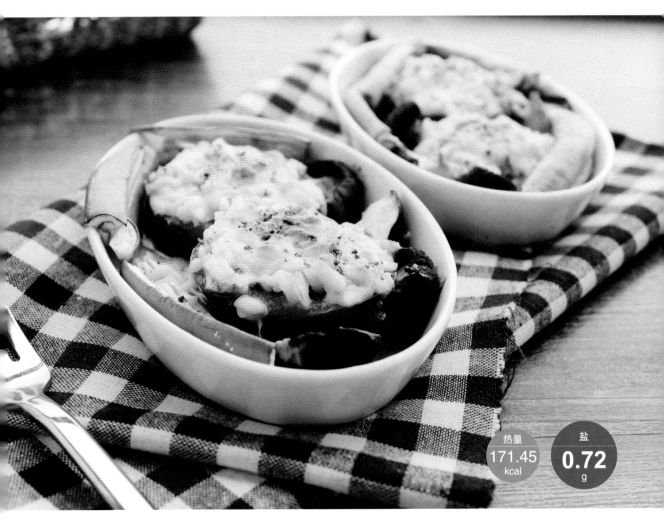

热量
171.45
kcal

盐
0.72
g

做法：

① 番茄切成薄片，洋葱切碎，茄子去蒂后纵向切成细条，香菇去蒂切块。

② 将①中的番茄片、茄子条、香菇块放入烤碗，在西红柿片上依次撒上洋葱末、芝士和香草，将盐和橄榄油洒在茄子和香菇上。

③ 将烤盘放入预热至180℃的烤箱，中层180℃烤10分钟。

④ 取出后淋上柠檬汁即可。

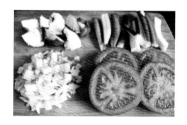 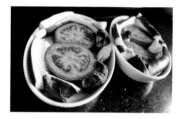 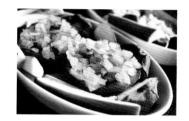

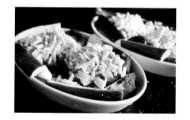 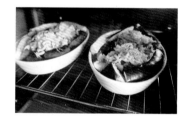 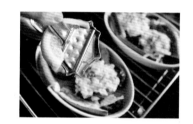

热量（kcal）	171.45	蛋白质（g）	8.78
脂肪（g）	11.17	碳水化合物（g）	10.60
盐（g）	0.72	膳食纤维（g）	2.18
胆固醇（mg）	17.83		

 食材小知识

茄子中的抗氧化物含量非常高，紫色外皮中不仅含有丰富的花青素，还有植物碱基成分，和其他蔬菜相比有着超强的抗氧化性，所以烹饪时请尽量连皮一起入菜。但是茄子较易吸油，烹饪时要注意控油。

减盐 POINT

<西式烹饪>160g 的蔬菜只用了 0.25g 的盐，低盐是西式烹饪的优势，值得借鉴。

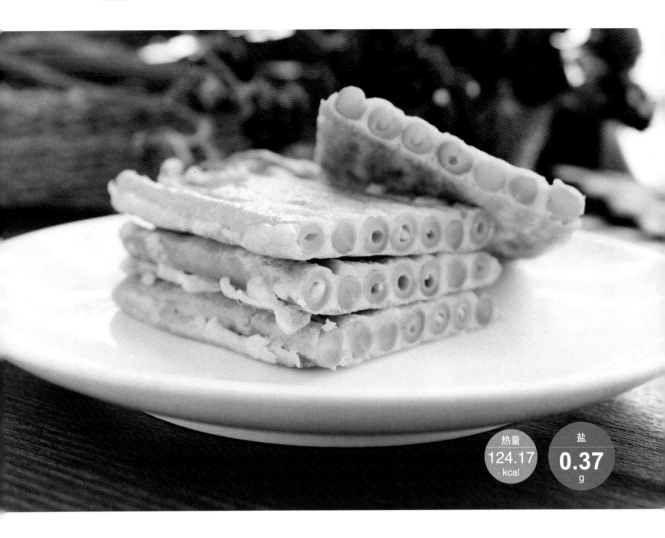

热量
124.17
kcal

盐
0.37
g

副菜

芝香蛋煎刀豆排

原料（2人份）：

刀豆110g、鸡蛋（1个）65g、芝士粉（2小勺）7g、小麦粉少许、植物油10ml。

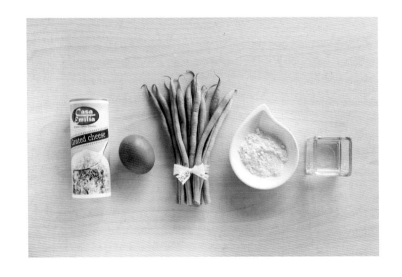

做法：

❶ 将刀豆放入沸水锅中焯烫，捞出沥干；鸡蛋中加入盐和芝士粉打匀。

❷ 刀豆滚上小麦粉后入蛋轻裹，平行排列在加热后的油锅中，小火煎炸。

❸ 煎至两面焦黄后出锅。

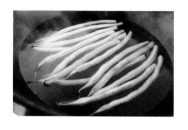
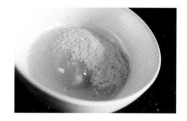
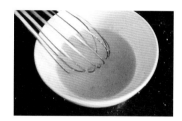
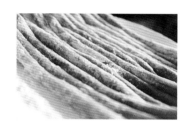
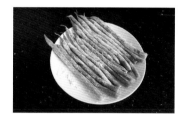
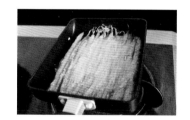

热量（kcal）	124.17	蛋白质（g）	6.46
脂肪（g）	8.06	碳水化合物（g）	7.46
盐（g）	0.37	膳食纤维（g）	0.99
胆固醇（mg）	194.30		

 减盐 POINT

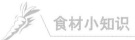 食材小知识

＜焦香＞煎香的鸡蛋可以帮助减盐。

＜芝士粉＞奶香浓郁的芝士粉亦是减盐高手。

刀豆的营养价值很高，含有丰富的胡萝卜素、维生素 B 群、钾等微量元素，经常食用可减少血液中的胆固醇，对血压控制、动脉硬化和癌症的预防有着一定的功效。涉油烹饪后营养更易吸收，故建议煎炒入菜。

什锦土豆色拉

原料（2人份）：

土豆 120g、黄瓜 20g、火腿片 20g、鸡蛋（1 个）60g、洋葱 25g、生菜 15g、葡萄干 5g、杏仁片 3g、A 料【白砂糖 0.5g、胡椒粉少许】、美乃滋色拉酱 20g。

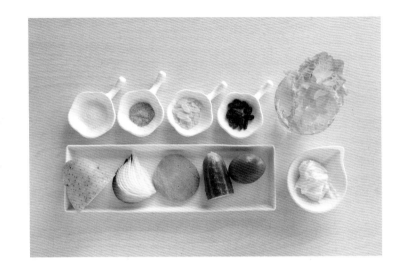

热量
194.90
kcal

盐
0.58
g

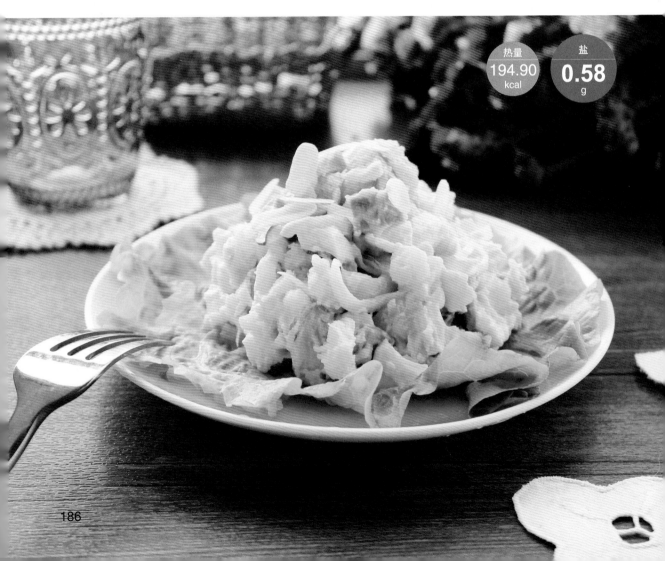

做法：

❶ 土豆去皮切块包上保鲜膜微波炉转熟，趁热按碎成泥，火腿片沸水煮沸后静置 10 分钟，捞出沥干，黄瓜切成薄片入 3% 盐水中浸泡 20 分钟，捞出清水冲洗沥干，鸡蛋煮熟剥壳压碎，洋葱刨成细丝，生菜洗净擦干，葡萄干切碎。

❷ 将①在碗中混合，拌入美乃滋酱，配上生菜叶，撒上杏仁片即可。

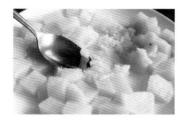 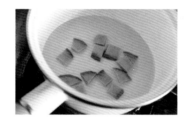 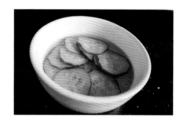

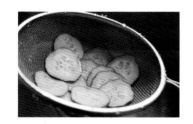 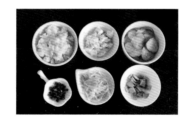 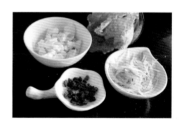

 减盐 POINT

<食材>土豆、黄瓜、洋葱、鸡蛋等食材都是可以低盐甚至无盐烹饪的，是减盐料理的理想食材，按比例组合后更具完美口感。

<盐水轻腌>盐腌过的黄瓜口感绝佳，为了控盐可以用 3% 浓度盐水轻腌。

食材小知识

土豆的主要成分虽然是淀粉，但其维生素 C 和钾的含量也很高，维生素 C 可软化血管，而钾元素有利于排钠，对控制和改善血压都是非常有利的。而且土豆中淀粉糊化后还可阻断维生素 C 流失，所以在高温烹饪中有着绝对的优势。

热量（kcal）	194.90	蛋白质（g）	7.75
脂肪（g）	10.72	碳水化合物（g）	17.75
盐（g）	0.58	膳食纤维（g）	0.99
胆固醇（mg）	189.00		

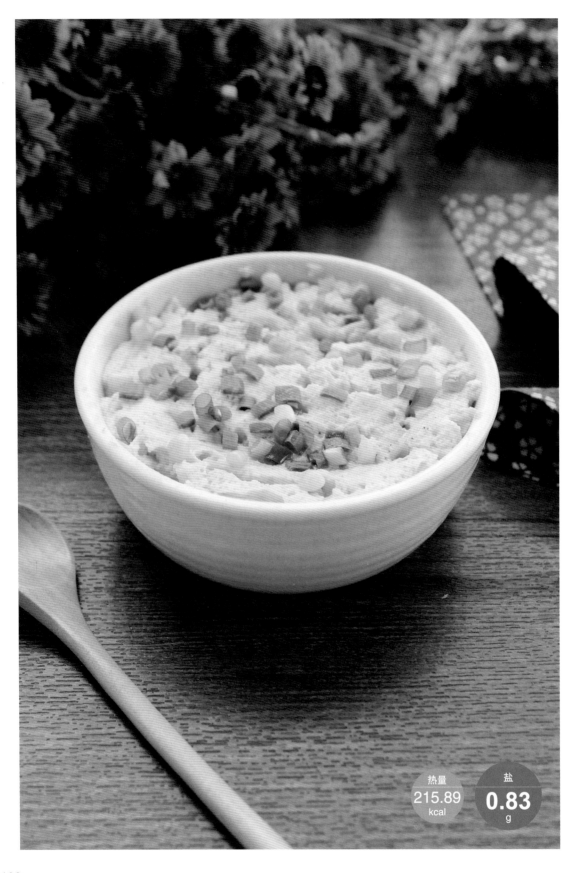

热量
215.89
kcal

盐
0.83
g

副菜

鸡蛋蒸豆腐

原料（2 人份）：

老豆腐 200g、鸡蛋 2 个、金针菇 100g、薄盐生抽 8ml、盐 1g、麻油 5ml、胡椒粉适量、小葱适量。

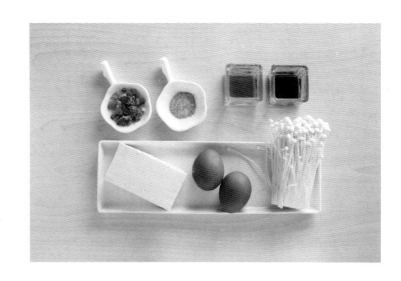

减盐 POINT

<金针菇> 菌菇的鲜美可以弥补减盐后的口感缺失。

<葱姜末> 葱姜末的辛香可以有效减盐。

食材小知识

金针菇中维生素 B_1、B_2、烟酸和膳食纤维的含量较高，维生素 B_2 可分解过氧化脂质，对高血压并发症中最危险的动脉硬化症有预防作用，而烟酸可促进血液循环、降血脂，膳食纤维可清除体内垃圾，是改善和预防高血压的理想食材。

做法：

❶ 将老豆腐碾碎后和鸡蛋搅匀，加入切碎的金针菇和生抽，拌匀。

❷ 将①包上保鲜膜或盖上盖子送入微波炉高火加热 3 分钟（中途取出一次搅拌）。

❸ 撒上小葱、胡椒粉，淋上麻油即可。

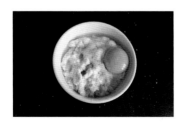
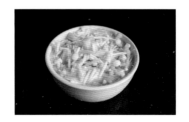
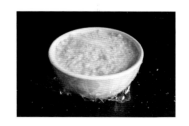

热量（kcal）	215.89	蛋白质（g）	21.06
脂肪（g）	12.33	碳水化合物（g）	7.01
盐（g）	0.83	膳食纤维（g）	1.85
胆固醇（mg）	321.75		

主食
番茄鸡蛋面

原料（2人份）：

无盐挂面（细）100g、番茄100g、鸡蛋（2个）110g、荷兰豆（6片）15g、水400ml、A料【蔬菜高汤200ml、盐2g、薄盐生抽15ml、黄酒15ml】、麻油10ml、胡椒粉少许。

TIPS

蔬菜高汤没有的话（蔬菜高汤的做法详见P228），可加适量高汤粉替代。

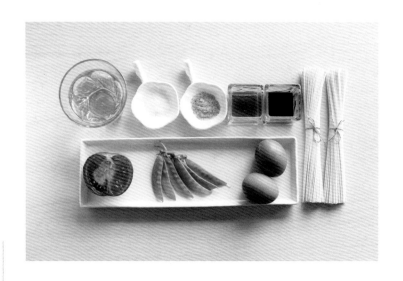

做法：

❶ 面煮熟后捞出，用冷水冲去表面黏液待用。

❷ 番茄切成月牙形薄片，荷兰豆斜切成两等分。

❸ 将水倒入锅中加热，沸腾后放入②中的番茄片和荷兰豆，再次煮沸后依次放入①中的面、A料和蛋液，关火，淋上麻油、撒上胡椒粉即可。

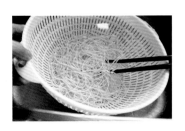

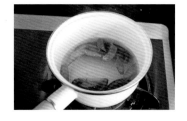

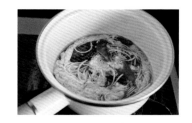

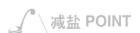 减盐 POINT

<留汤>吃面时把汤留下，可以减少盐分的摄入。

热量（kcal）	316.62	蛋白质（g）	13.55
脂肪（g）	10.30	碳水化合物（g）	42.50
盐（g）	1.33	膳食纤维（g）	1.16
胆固醇（mg）	321.75		

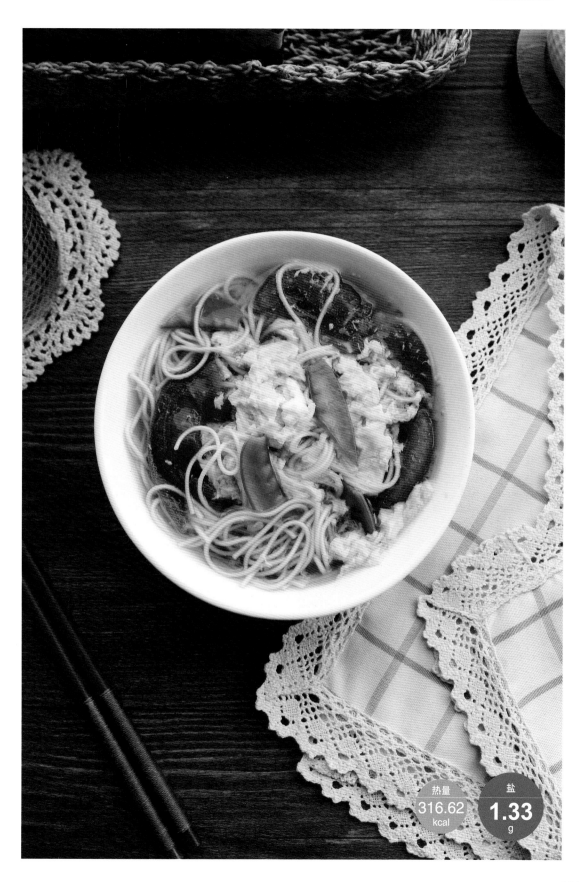

热量
316.62
kcal

盐
1.33
g

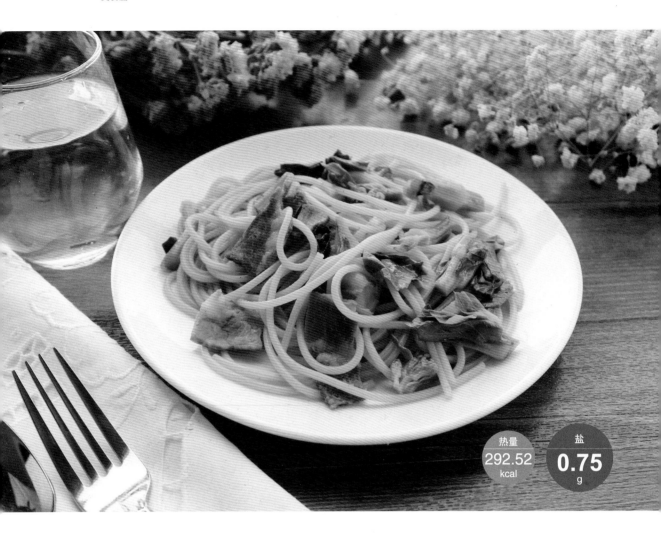

热量
292.52
kcal

盐
0.75
g

主食

油菜培根意面

原料（2人份）：

意面（干）120g、油菜 60g、培
根 30g、橄榄油 10ml、大蒜 4g、
干红辣椒适量、A料【生抽
10ml、盐 1g】、胡椒粉少量。

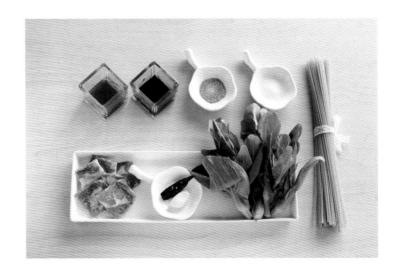

做法：

❶ 油菜切段，培根切成小块。

❷ 水锅煮沸，不要放盐，倒入橄榄油，放入意面煮。待意面出锅前 1 分钟，加入油菜。

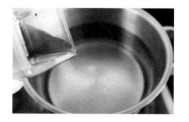 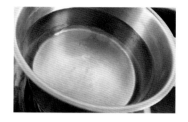 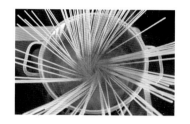

❸ 平底锅中倒入橄榄油，倒入大蒜、培根、红辣椒，小火煎炒。

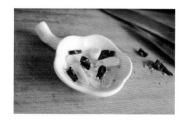 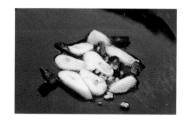 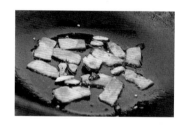

❹ 将②中的意面、油菜和面汤（1 大勺）倒入③中，混匀。

❺ 浇上 A 料，撒上胡椒粉，装盘。

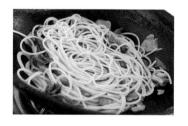 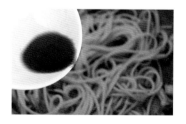

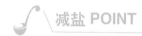
减盐 POINT

<煮面> 煮意面时不放盐，用橄榄油同样可以煮出面的Q感。（100g 的干面在 1.5% 的盐水中煮熟后，会有 1g 的盐黏附在面上）

<最后着味> 最后着味可使咸味仅存于食材表面，有利于减盐。

热量（kcal）	292.52	蛋白质（g）	11.36
脂肪（g）	6.56	碳水化合物（g）	47.56
盐（g）	0.75	膳食纤维（g）	0.59
胆固醇（mg）	6.90		

主食

大蒜麦仁饭

原料（2人份）：

麦仁饭 300g、大蒜 20g、芹菜叶 10g、葡萄干 20g、植物油 8ml、薄盐生抽 15ml、胡椒粉适量。

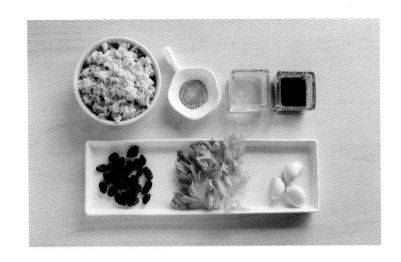

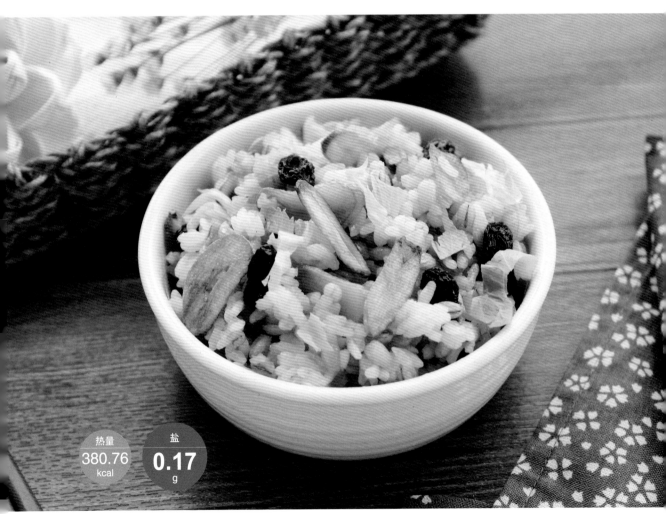

热量
380.76
kcal

盐
0.17
g

194

做法：

❶ 大蒜切成薄片，芹菜叶切丝。

❷ 平底锅中倒入油和大蒜片小火煎香，直至大蒜片变得焦黄。

❸ 将麦仁饭和提子干倒入锅中翻炒，酱油沿锅壁倒入，撒上胡椒粉，拌入芹菜叶即可。

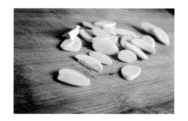
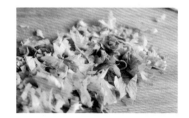
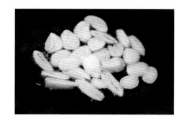
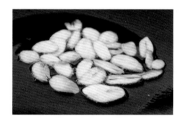
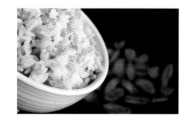
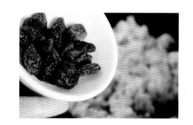

热量（kcal）	380.76	蛋白质（g）	8.70
脂肪（g）	4.75	碳水化合物（g）	79.39
盐（g）	0.17	膳食纤维（g）	3.59
胆固醇（mg）	0		

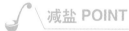

减盐 POINT

＜蒜香＞大蒜煎香后特殊的香味可以帮助减盐。

＜芹香＞芹菜叶子特殊的香味可以帮助减盐。

TIPS

麦仁饭的做法：大米和麦仁按 2∶1 的比例，淘洗后浸泡 30 分钟，入电饭煲煮饭即可。

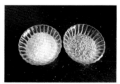
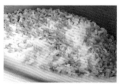
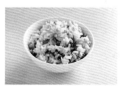

食材小知识

大蒜富含维生素 B_1，维生素 B_1 和大蒜素结合后会提高机体的吸收率，具有扩张毛细血管、提高肠胃和心脏功能、消除疲劳的作用。

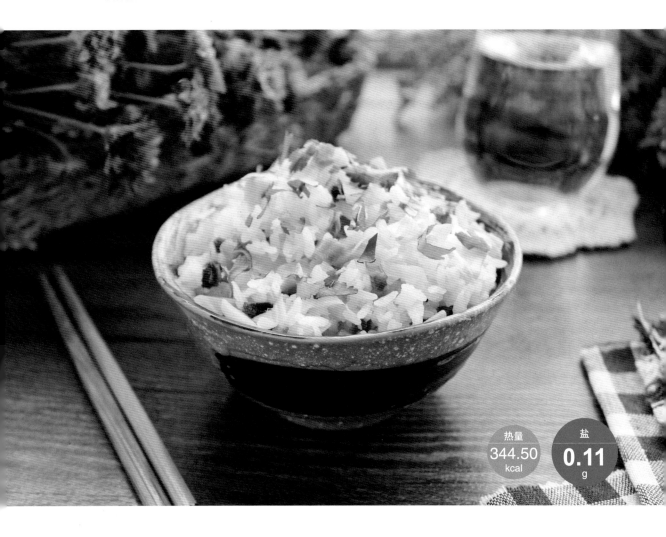

热量
344.50
kcal

盐
0.11
g

主食

冬笋咸肉焖饭

原料（2 人份）：

冬笋 80g、咸肉 40g、香菜叶适
量、大米 150g。

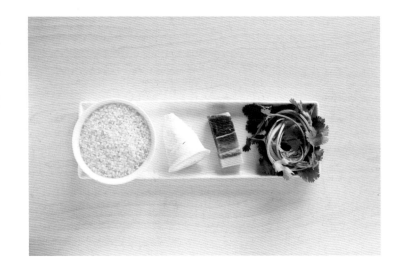

做法：

❶ 冬笋切片，入沸水锅中煮 3 分钟后捞出、沥干、切丁，咸肉切成细条后入沸水锅中焯烫，并浸 10 分钟，捞出后切成细丁。

❷ 大米淘洗后倒入电饭锅中，加水至正常水位，铺上①中的冬笋和咸肉丁，按煮饭键。

❸ 饭出锅后撒上香菜叶即可。

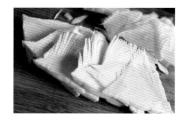 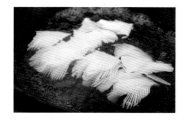 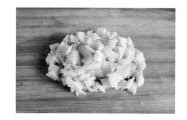

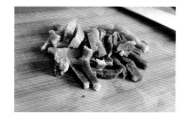 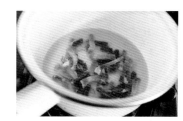 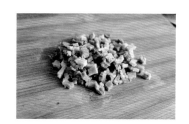

热量（kcal）	344.50	蛋白质（g）	10.42
脂肪（g）	7.54	碳水化合物（g）	59.38
盐（g）	0.11	膳食纤维（g）	0.62
胆固醇（mg）	14.40		

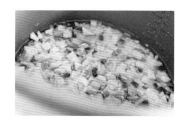

 减盐 POINT

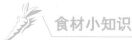 食材小知识

<食材>冬笋鲜美脆嫩，是减盐的理想食材。

<咸肉>咸肉鲜咸，可替代食盐使用，但是入菜前建议水浸控盐，同时也需要注意控制用量。

笋不仅含有丰富的蛋白质，膳食纤维和钾元素的含量也很高，对阻止胆固醇在血管中的沉积和排钠有着积极的作用，是高血压食谱中的理想食材。

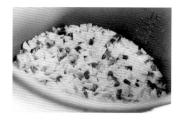

主食

幻彩红薯饭

原料（2 人份）：

大米 150g、水 200ml、红薯 60g（红皮）、黑芝麻 6g。

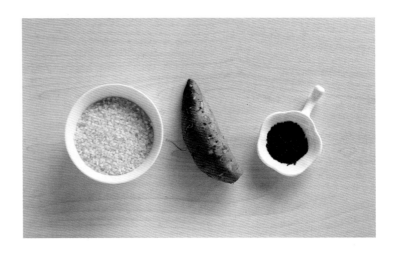

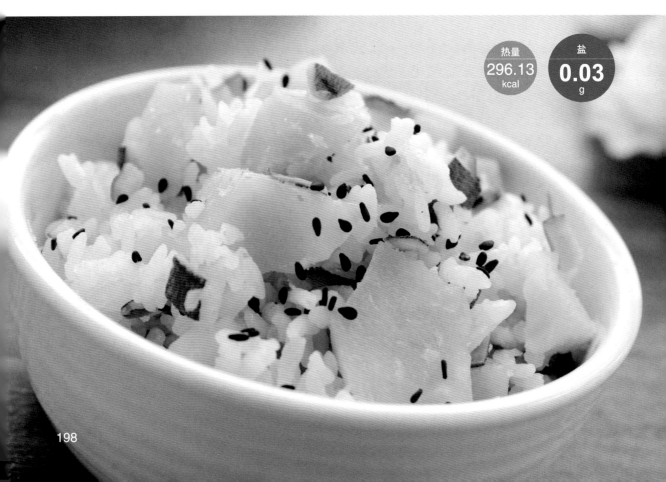

热量
296.13
kcal

盐
0.03
g

做法：

❶ 红薯去皮（皮切得厚一些）切成丁块，红薯皮粗粗切碎。

❷ 将红薯丁和红薯皮放入水中（水没过红薯即可）煮2分钟，捞出沥干。

❸ 大米淘洗干净后倒入电饭煲，铺上②中的红薯丁和红薯皮，加水正常煮饭。

❹ 饭熟后盛出装碗，撒上黑芝麻即可。

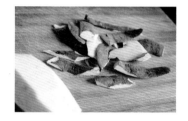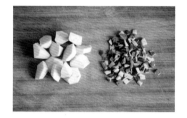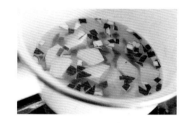

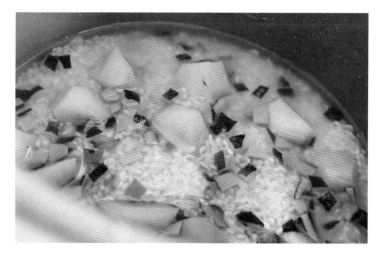

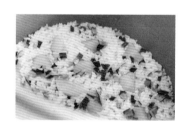

热量（kcal）	296.13	蛋白质（g）	6.38
脂肪（g）	1.74	碳水化合物（g）	64.90
盐（g）	0.03	膳食纤维（g）	1.20
胆固醇（mg）	0		

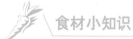 食材小知识

　　红薯含钾量高，它可以减轻因过分摄取盐分而带来的弊端；含有丰富的镁、磷、钙等矿物元素和亚油酸等物质，能保持血管弹性；富含纤维素和果胶，具有阻止糖分转化为脂肪的特殊功能。

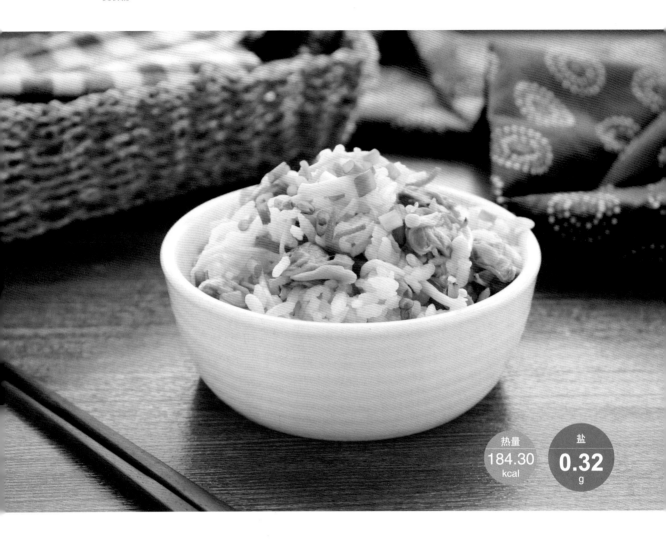

热量 184.30 kcal

盐 0.32 g

主食

蛤蜊肉焖饭

原料（4人份）:

蛤蜊肉 45g（带壳 350g）、米 200g、胡萝卜 35g、金针菇 100g、生姜 12g、酒 15ml、生抽 20ml、胡椒粉适量、小葱末适量。

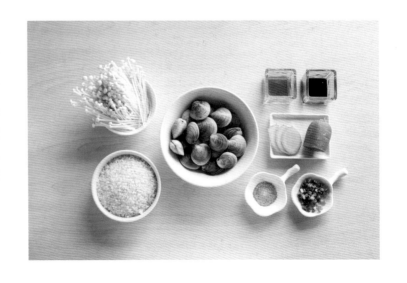

做法：

❶ 蛤蜊放入淡盐水中浸养使其吐沙，胡萝卜、生姜切成细丝，金针菇去根切断。

❷ 将姜片和黄酒倒入水锅（水 1500ml）中，煮沸后放入蛤蜊，待蛤蜊外壳张开后关火。

❸ 将蛤蜊肉剥出后放入小碗浇上酱油拌匀，汤汁澄清后留用。

❹ 大米淘洗后倒入电饭锅，加入③中的蛤蜊汤和浸泡蛤蜊肉的酱油至正常煮水位（如果蛤蜊汤不够的话，用清水补足），铺上胡萝卜、姜丝、金针菇，正常煮饭。

❺ 开锅，放入蛤蜊肉，拌匀微焖，撒上小葱末完成。

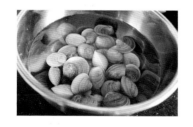 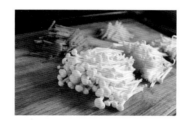 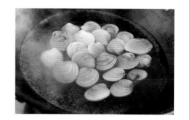

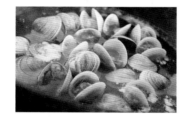 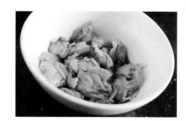 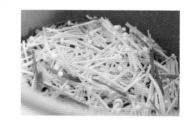

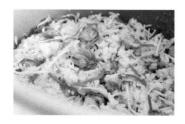

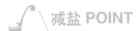 减盐 POINT

<蛤蜊> 蛤蜊肉和蛤蜊汤的鲜味可以帮助减盐。

<金针菇> 金针菇鲜美爽滑，良好的口感也是减盐的利器。

 食材小知识

蛤蜊的脂肪含量低，营养价值高，除了富含维生素和矿物质外，还含有丰富的牛磺酸，对稳定血压、提高心脏和肝功能有着积极的作用。另外，蛤蜊极为鲜美，是减盐料理中的理想食材。

热量（kcal）	184.30	蛋白质（g）	5.70
脂肪（g）	0.50	碳水化合物（g）	40.50
盐（g）	0.32	膳食纤维（g）	1.18
胆固醇（mg）	17.55		

主食

香菇蚕豆焖饭

原料（2 人份）：

大米 150g、蚕豆 80g、香菇（干）
8g、薄盐生抽 15ml、黄酒 15ml、
香菜叶适量。

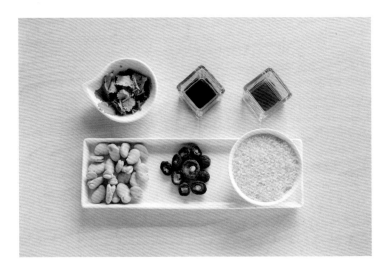

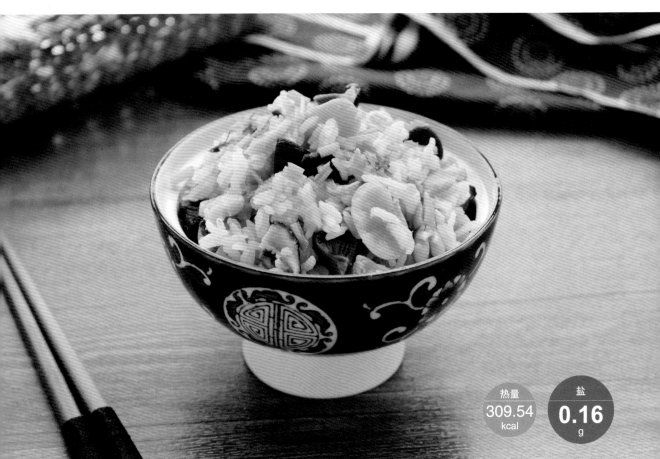

热量
309.54
kcal

盐
0.16
g

做法:

❶ 香菇温水泡发后切成小块，加生抽微浸，泡发香菇的汤汁澄清后留用，蚕豆焯水后捞出沥干。

❷ 大米淘洗好后倒入电饭煲，倒入泡发香菇的汤汁和黄酒，加清水补足至正常煮饭水位，将①中的蚕豆和香菇敷在米上，按煮饭键煮饭。

❸ 盛出，撒上香菜叶即可。

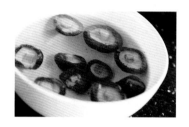 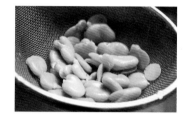 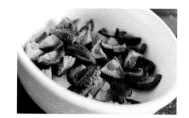

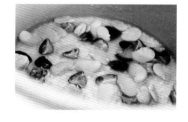 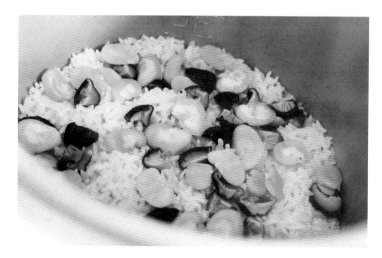

食材小知识

　　香菇高纤低卡，对肥胖、高血压、高胆固醇、癌症、骨质疏松症等病的改善和预防非常有益，香菇嘌呤可降低胆固醇，维生素 D 可促进钙质吸收，膳食纤维有利于钠的排出，对控制血压非常有益。建议经常食用。

　　蚕豆中胡萝卜素和维生素 C 的含量很高，胡萝卜素可减少胆固醇在血管中的沉积，而维生素 C 则是胶原蛋白生成所不可或缺的重要元素，对软化血管有着重要的作用。

热量（kcal）	309.54	蛋白质（g）	10.34
脂肪（g）	0.51	碳水化合物（g）	67.63
盐（g）	0.16	膳食纤维（g）	2.80
胆固醇（mg）	0		

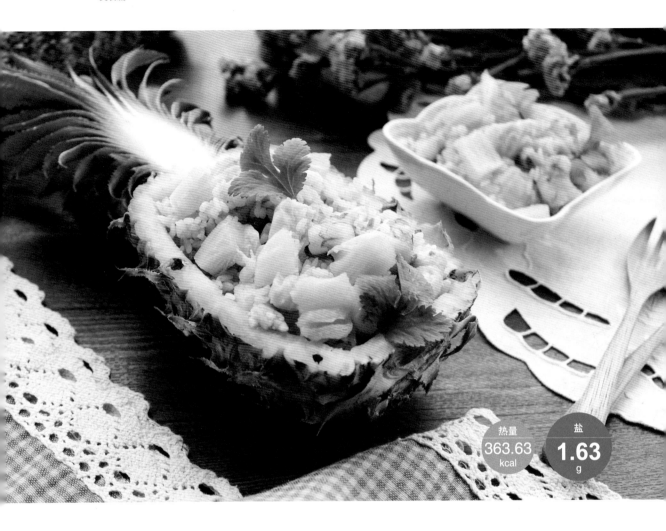

热量
363.63
kcal

盐
1.63
g

主食

菠萝虾仁炒饭

原料（2人份）：

菠萝半个（实用菠萝肉30g）、鸡蛋（2个）120g、牛奶10ml、蒜泥6g、【虾仁80g、盐1.0g】、米饭300g、薄盐生抽15ml、盐1.0g、胡椒粉少许、植物油15ml。

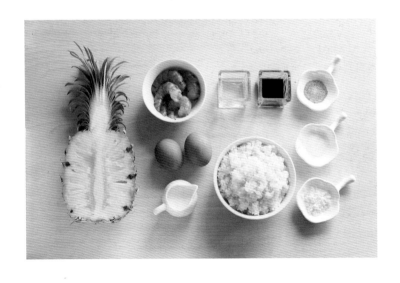

做法：

1 菠萝肉挖出切丁，虾仁切断，加盐略腌。

2 牛奶和鸡蛋液中加盐混匀后入微波炉加热 1 分钟后取出，再次混匀，再加热 30 秒。

3 油入锅中，倒入蒜蓉炒香后倒入虾仁。

4 虾仁炒熟后倒入米饭，大火翻炒后倒入②中的鸡蛋液，加生抽、菠萝汁水少许和胡椒粉调味。

5 装盘，摆上菠萝块即可。

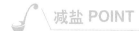

减盐 POINT

< 菠萝 > 菠萝的酸甜和特殊的香味，可以丰富菜肴的口感帮助减盐。

< 牛奶 > 奶香有益减盐。

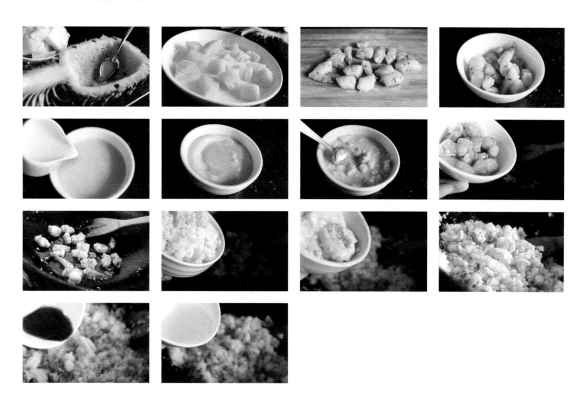

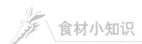

食材小知识

菠萝色彩鲜艳酸爽香甜，是治愈夏日疲劳的果实，甘酸的味道可以刺激肠胃促进消化酵素的分泌，丰富的膳食纤维更能通肠清便。另外，还富含可调节血压的钾元素，钾元素在夏天容易摄入不足，也是造成手脚无力的原因之一。

热量（kcal）	363.63	蛋白质（g）	16.83
脂肪（g）	13.68	碳水化合物（g）	43.73
盐（g）	1.63	膳食纤维（g）	0.68
胆固醇（mg）	356.55		

甜品

核桃牛奶燕麦粥

原料（1 人份）：

燕麦 50g、牛奶 250ml、核桃仁（2 个核桃）12g、枸杞子 6 颗。

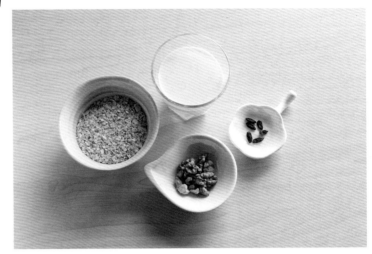

食材小知识

　　燕麦不仅具有高蛋白低碳水化合物的特点，而且还富含水溶性和非水溶性膳食纤维，能吸收人体内的胆固醇并排出体外，对预防胆固醇在血管内沉积和控压有一定的帮助。

做法：

1. 将燕麦片放入碗中，加牛奶搅拌后放入微波炉，高火加热 2 分钟。
2. 将①取出后拌入核桃仁和枸杞子即可。

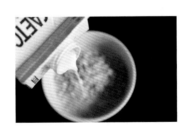
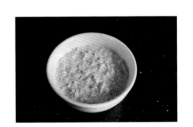
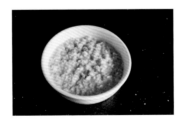
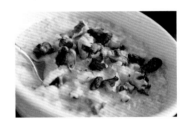

热量（kcal）	398.90	蛋白质（g）	17.07
脂肪（g）	18.44	碳水化合物（g）	45.52
盐（g）	0.26	膳食纤维（g）	4.13
胆固醇（mg）	37.50		

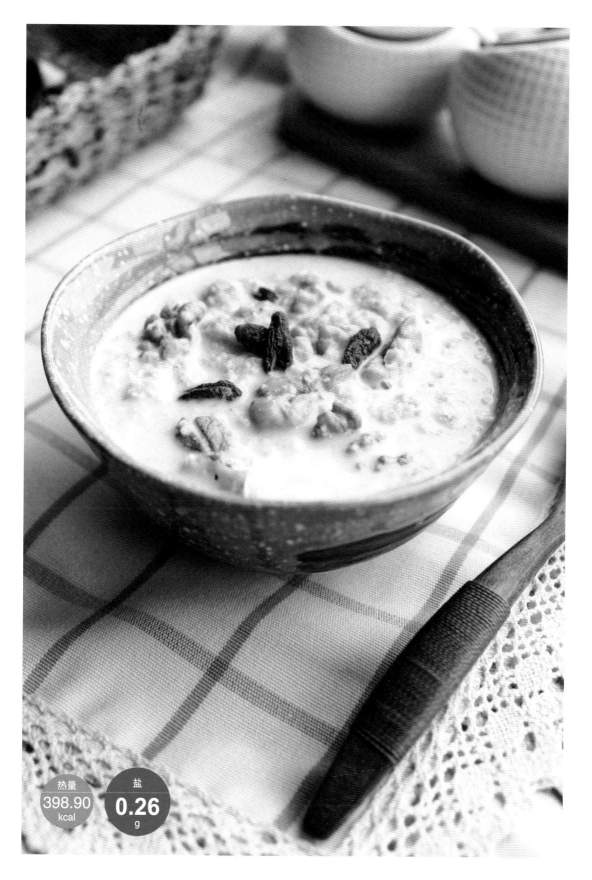

热量
398.90
kcal

盐
0.26
g

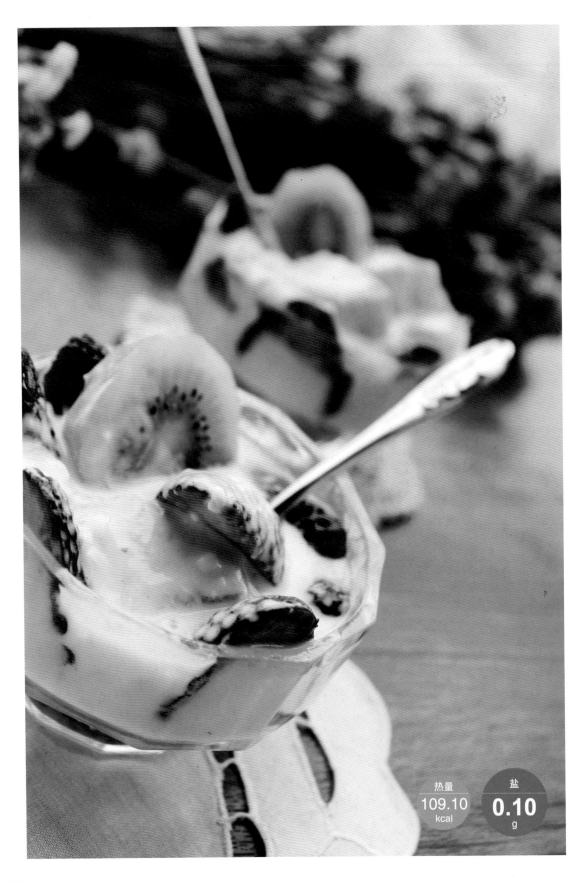

热量
109.10
kcal

盐
0.10
g

水果酸奶 *钾元素丰富的美味甜品*

原料〔2 人份〕:

草莓 100g、橙子 60g、奇异果 80g、酸奶〔原味〕160ml。

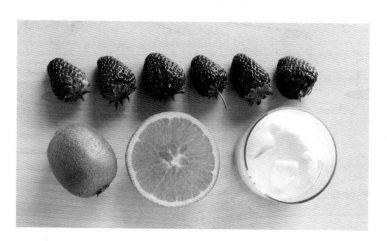

热量（kcal)	109.10	蛋白质（g)	3.06
脂肪（g)	2.56	碳水化合物（g)	20.12
盐（g)	0.10	膳食纤维（g)	1.77
胆固醇（mg)	12.00		

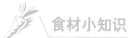

食材小知识

新鲜水果中除了含有丰富的维生素和膳食纤维，还含有大量的钾元素，而钾可以帮助将体内多余的盐分排出体外，对高血压患者非常有利。水果加热后会损失钾元素，所以建议尽量食用新鲜水果，少吃罐头或加工后水果。另外，水果中果糖较高，多食亦会导致肥胖，故仍需控制食用量。

酸奶中含有人体容易吸收的钙，钙可增加尿钠排泄，能减轻钠对血压的不利影响，从而有利于降低血压。

做法:

❶ 将水果切成容易入口的大小。

❷ 将①中的水果等分放入甜品碗中，浇上酸奶即可。

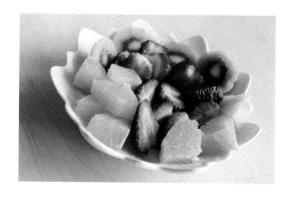

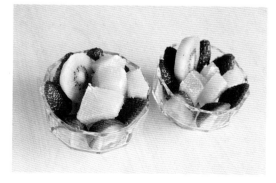

甜品

脐橙糯米丸

原料（1人份）：

脐橙 30g、糯米丸子（市售冰冻品）25g、核桃 3g、白砂糖 5g。

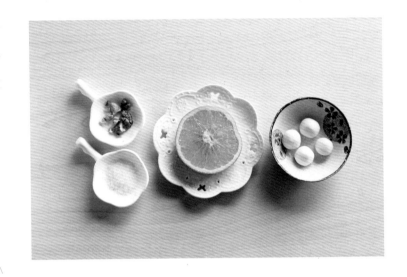

做法：

1 脐橙去皮切成小块，放入碗中加糖拌匀。

2 水锅煮沸后放入糯米丸子，待丸子浮起后捞出（期间可加冷水 1 次）。

3 将②中的糯米丸子放入①中，放上核桃仁即可。

TIPS

冰镇后冷食更加美味。

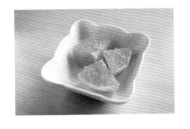
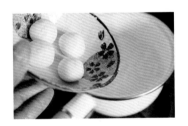
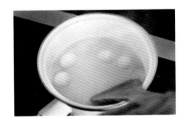

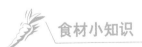 食材小知识

橙子中不仅富含维生素 C 和 β - 胡萝卜素，橙皮中的维生素 P 可软化血管，特有的香味可入菜提味去腥。

热量（kcal）	111.66	蛋白质（g）	1.74
脂肪（g）	2.02	碳水化合物（g）	21.47
盐（g）	0	膳食纤维（g）	0.67
胆固醇（mg）	0		

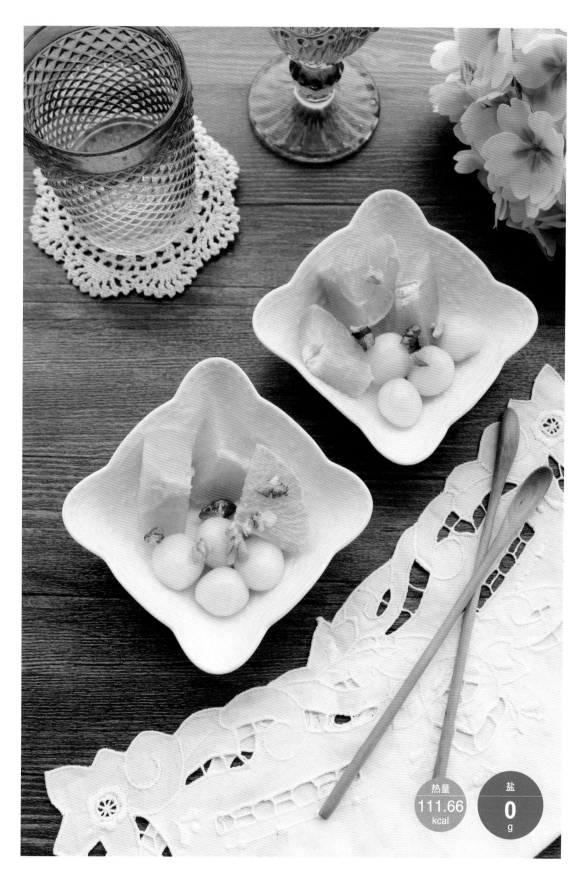

热量
111.66
kcal

盐
0
g

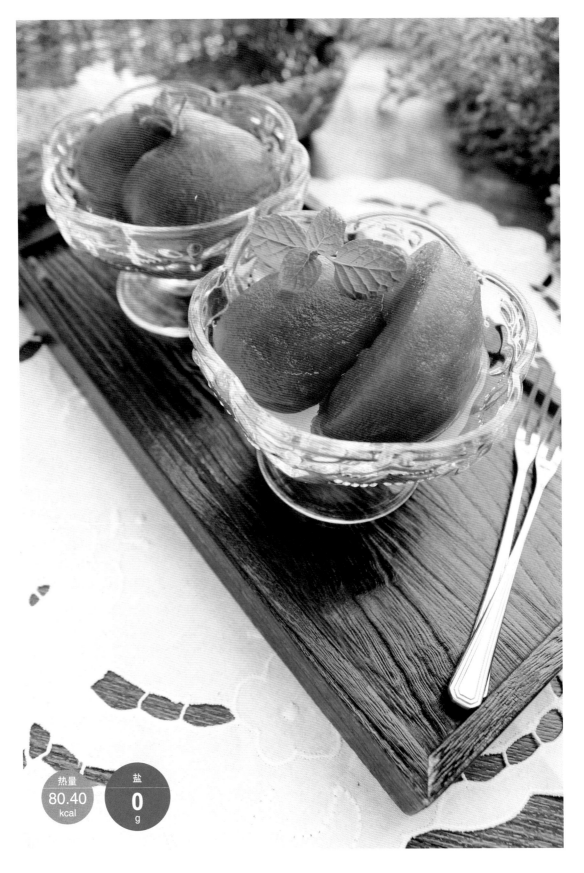

热量
80.40
kcal

盐
0
g

甜品

红酒煮苹果

原料（2人份）：

苹果（1个）120g、水 200ml、红酒 50g、白砂糖 15g、柠檬 2 片、薄荷叶适量。

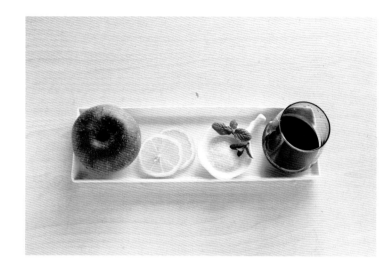

做法：

❶ 苹果切成 4 块，去皮去籽。

❷ 锅中加水加糖煮开后放入苹果块和柠檬片，盖盖小火煮至苹果通透。

❸ 倒入红酒，中火煮 7 分钟后关火自然冷却，装盘，加薄荷叶装饰。

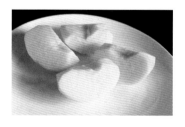
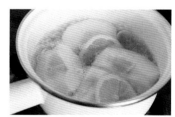
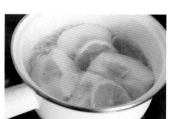
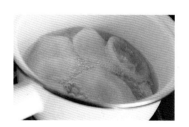
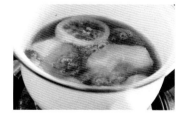

食材小知识

苹果中富含具排钠降压作用的钾元素和可降低胆固醇的水溶性膳食纤维、果胶以及抗氧化的槲皮素等成分，可有效预防动脉硬化。

红酒比其他酒精性饮料含有更多的多酚。许多研究发现认为多酚能够减少与心血管疾病有关的发病因素。

热量（kcal）	80.40	蛋白质（g）	0.17
脂肪（g）	0.14	碳水化合物（g）	15.72
盐（g）	0	膳食纤维（g）	0.75
胆固醇（mg）	0		

甜品

核桃葡萄干煮红薯

原料（2人份）：

红薯160g、核桃仁（3个核桃）18g、A料【葡萄干10g、糖8g、水250ml】。

做法：

❶ 红薯去皮后切成1.5cm厚圆片，放入水中浸泡片刻去除土腥味。

❷ 将①中的红薯片放入小锅中，倒入A料，煮沸后小火焖8分钟，关火静置30分钟使其着味。

❸ 盛出装入小碗，放上核桃仁即可。

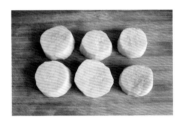 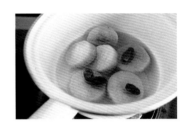

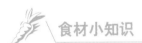 食材小知识

核桃不仅富含优质脂质和优质蛋白质，还富含可抑制血栓生成的α-亚麻酸，α-亚麻酸具有减少"坏胆固醇"（LDL，低密度脂蛋白胆固醇，易引起动脉硬化），而增加"好胆固醇"（HDL，高密度脂蛋白胆固醇，有清扫血液的作用）的功效，对保持血管弹性、控制血压有良好的作用。

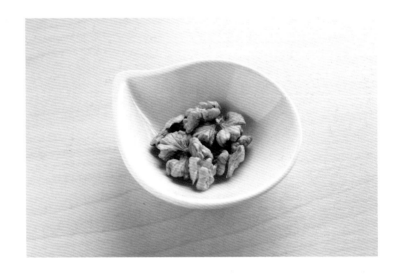

热量（kcal）	168.68	蛋白质（g）	2.35
脂肪（g）	5.47	碳水化合物（g）	29.64
盐（g）	0.06	膳食纤维（g）	2.21
胆固醇（mg）	0		

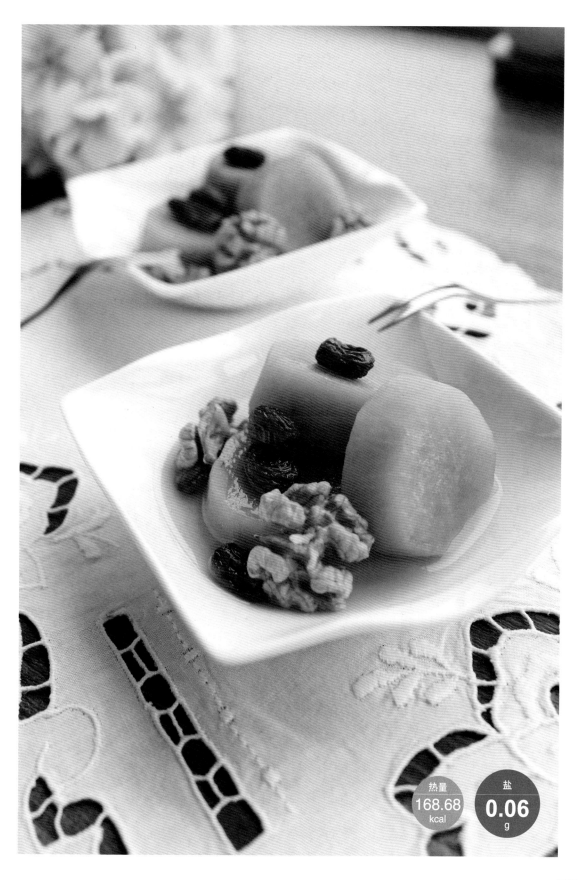

热量
168.68
kcal

盐
0.06
g

高血压茶饮食谱

山楂荷叶茶

干山楂 30g，干荷叶 15g，清水 700ml，蜂蜜适量（最好不加）。

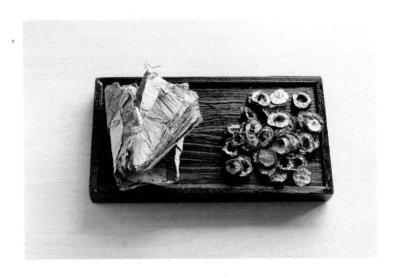

❶ 把山楂、荷叶洗净，同放进锅内，加入清水煎煮 5 分钟。

❷ 去渣取汁，倒入茶具中，温热状态时再加入少量蜂蜜调味，代茶饮用。

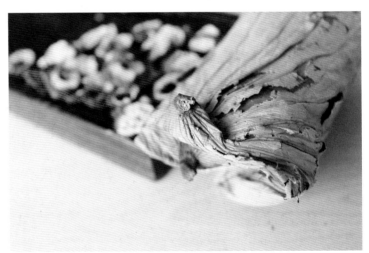

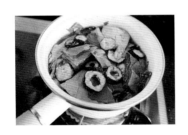

山楂荷叶茶的功效：降血脂、健脾胃、降血压。山楂和荷叶的提取物或水煎剂都具有扩张血管的作用。经常饮用可以预防肥胖、高血压、动脉硬化等疾病，对于高血压具有较明显的辅助治疗作用。

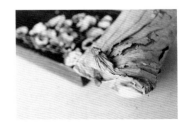

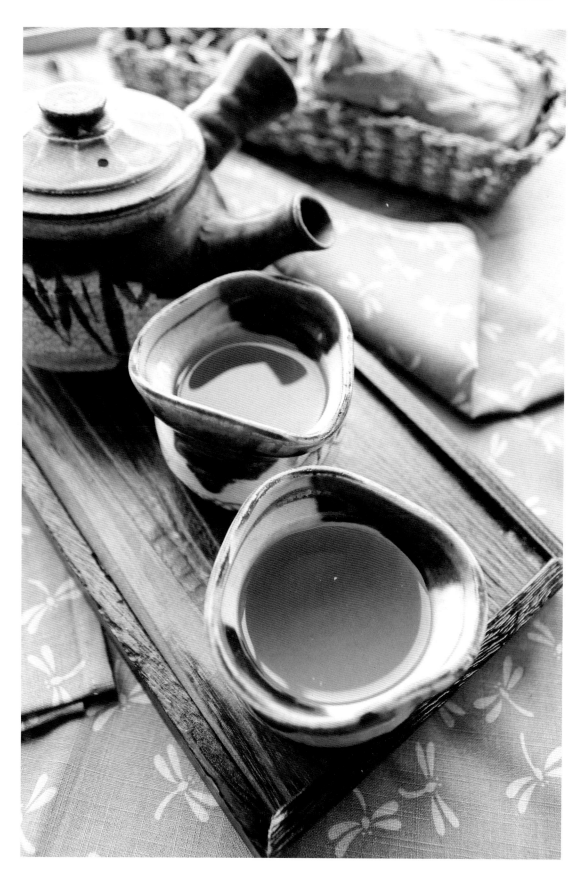

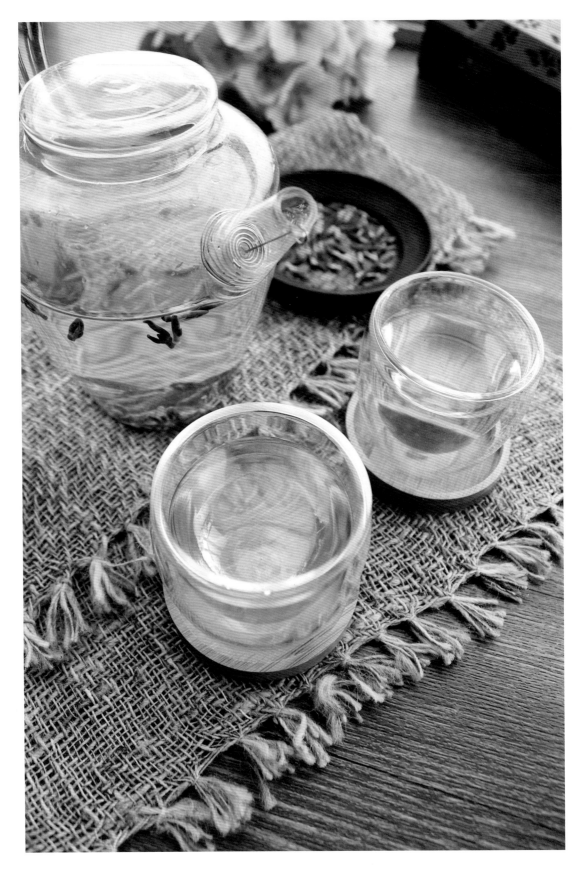

莲子心茶

原料（1人份）：

莲子心（干品）3g，绿茶 1g，冰糖适量（根据个人喜好，最好不加）。

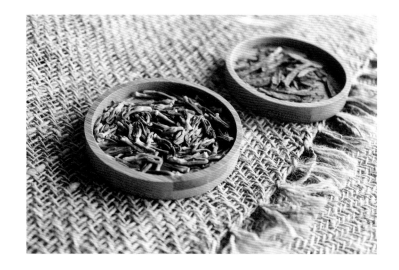

做法：

1 将莲子心与茶叶一起放入茶杯内，用沸水 250ml 冲泡。

2 加盖焖 5 分钟后即可饮用。

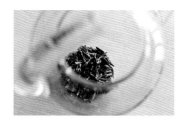

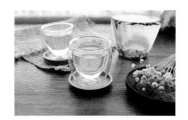

TIPS

莲子心茶可用沸水反复冲泡 3 ~ 4 次，建议饭后饮服。

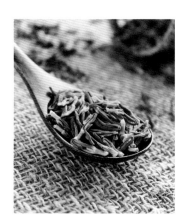

莲子心茶的功效：清心火、降血压、通血脉。莲子心味道极苦，却有显著的强心作用，能扩张外周血管，降低血压。

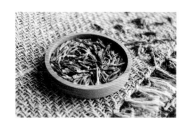

葛根茶

葛根 6g、绿茶 3g、冰糖 10g、
清水 500ml。

葛根茶的功效：生津止渴，通
经活络，解酒毒。葛根能改善脑部
血液循环，对因高血压引起的头痛、
眩晕、耳鸣等症状有较好的缓解作
用。

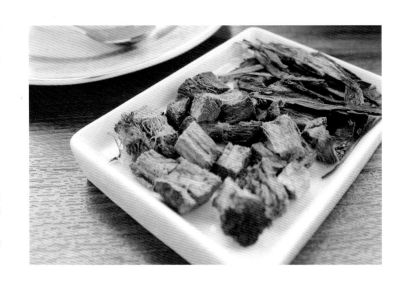

做法：

❶ 葛根洗净，放入可以加热的茶具中，用冷的纯净水 50ml 浸泡 3 ~ 5
分钟（以利于水溶性葛根素和葛根黄酮充分释放出来，冷水不要倒
掉），再加入清水煮沸 5 分钟。

❷ 将绿茶、冰糖放入另一茶具中，将①注入，盖上盖子焖泡 2 分钟
即可饮用。

TIPS

可根据自己的喜欢，加入当季的水
果，如 5 个新鲜草莓、半个苹果或梨。

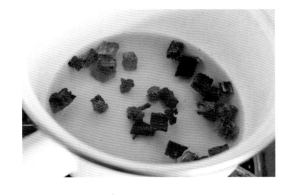

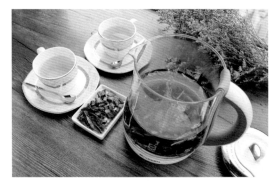

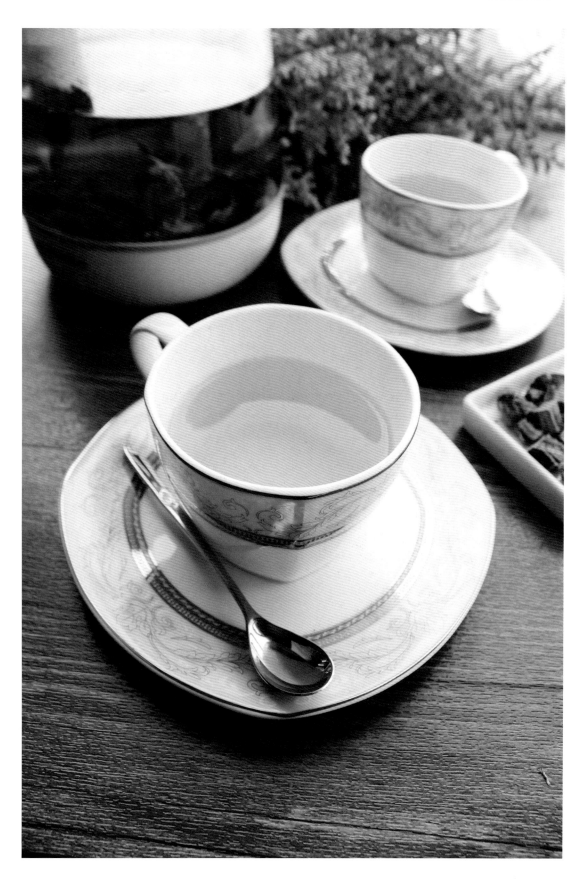

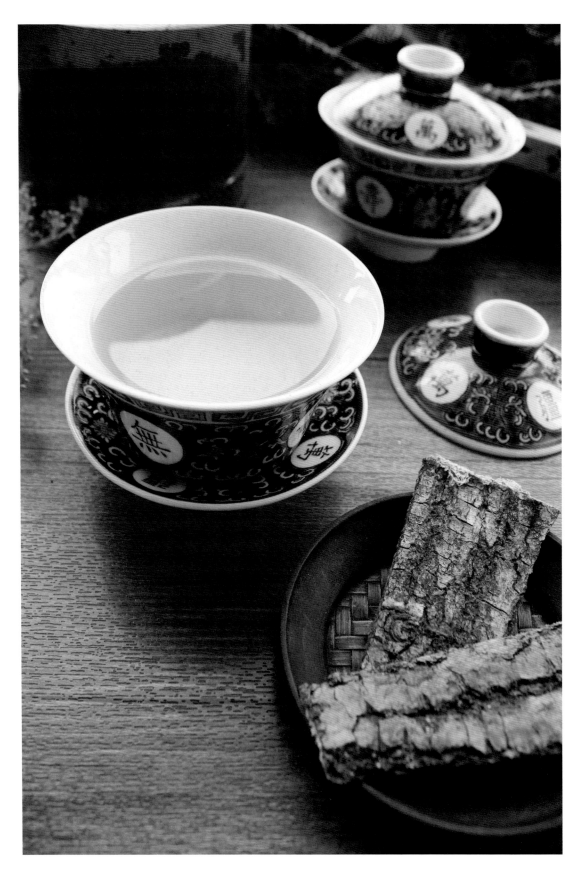

杜仲茶

原料（1 人份）：

杜仲茶 15g，清水 500ml。

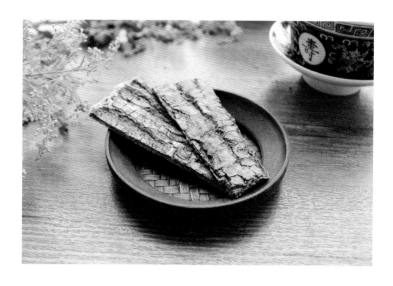

做法：

85℃左右开水冲泡，以 500ml 水为宜，加盖焖泡 5 分钟效果最佳，可反复冲泡 2 ～ 3 次。

保健量：15 ～ 25g/ 天。

治疗量：30g 以上 / 天（在医生指导下）。

杜仲茶的降压功效：杜仲茶能调节血压，恢复血管弹性，保护心脑。

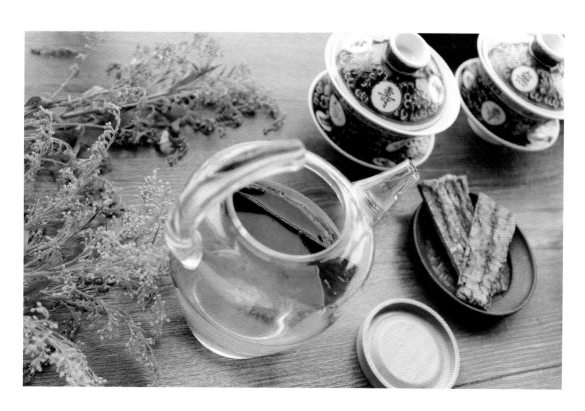

杞菊决明子茶

炒决明子 10g，枸杞子 10g，菊花 3g，清水 700ml。

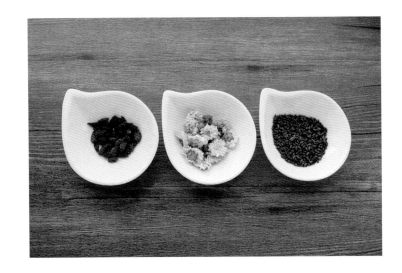

注意：决明子有润肠通便作用，所以1天不能超过30g的饮用量，而且建议用炒决明子，炒后可减缓滑肠作用，且质较松脆，易于煎出有效成分，炒后有咖啡的香味，喝起来微苦微香。

决明子、枸杞子、菊花都具有降低血压、扩张冠状动脉的作用，经常饮用能防治高血压、心脏病、动脉硬化等症。

做法：

将枸杞子、菊花、决明子同时放入较大的有盖杯中，用沸水冲泡，加盖，焖5分钟后可开始饮用，一般可冲泡2～3次。

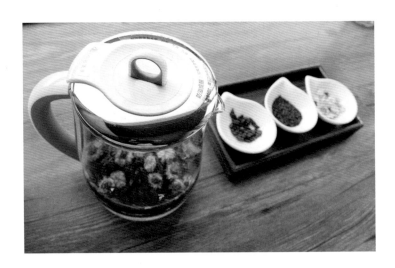

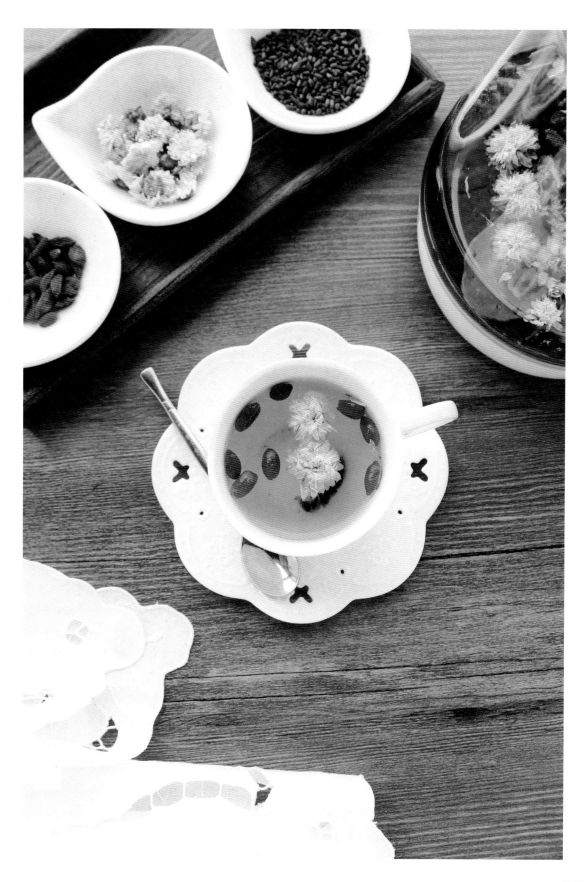

控盐烹饪的关键点

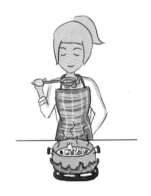

用高汤粉提鲜

因为鲜味可弥补缺失的咸味，所以轻盐烹饪时建议可适量添加高汤粉调味。但考虑到高汤粉中也含有一定比例的盐分，故适量添加很关键。

调味料最后加

调味料建议在烹饪后期添加，因为这样可以使盐和酱油仅停留于食物的表面，既可满足味蕾的需求又能控盐。

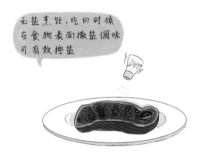

无盐烹饪，吃的时候在食物表面撒盐调味可有效控盐

巧用香辛料丰富口感

辣椒、胡椒、咖喱、芥末等香辛料的巧妙应用不仅可增加菜肴的风味，还可有效控盐。

当季食材多鲜美

当季的新鲜食材多鲜美可口，即使不用调味也能品尝出美味，绝对是轻盐烹饪的食材首选。

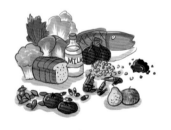

活用蔬果的香味和酸味

大蒜、香葱、香草等调味食材的辛香，柠檬、柚子等柑橘类水果的甘酸，应用得当的话，不仅可帮助减盐，还可丰富菜肴的口感，使风味多变。

调料宜蘸不宜浇

对一些无盐烹饪或超低盐烹饪的菜肴，食用时往往需要另配调料，为了有效控盐，建议不要将调料直接浇在菜上，而是用小碟子另装蘸食。

※ 蘸食小技巧：蘸食时应让蘸有调料的部分先接触舌头，同样多的蘸料，直接与舌头接触（非上颚）可以让味蕾有更强的满足感。

预处理食物时尽量不用盐

在烹饪与肉和鱼有关的菜肴时，试着放弃事先的盐腌，让自己慢慢习惯清淡口味。

一餐 2 克盐的合理分配

一餐 2g 盐如果平均分配在每个菜中，那么可能每个菜都会是淡淡的……建议可让其中一个菜的味道（盐多一些）稍重些，其他几个菜更清淡些，味觉体验的错落和平衡可提高食者的满足度。

煎炸焦香可提味

在油煎或油炸食物时，建议可适当煎得焦透些，因为焦香松脆的口感可使食者忽略盐分的缺失。

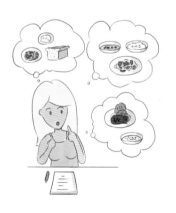

适当增加用油量

油香可弥补低盐的口感缺失，但是多油亦不利于健康，所以平衡点的寻找甚为重要。

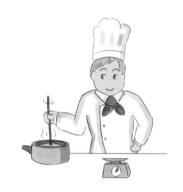

擅用食材制高汤

用虾干、鱼干做的高汤清淡鲜美，烹饪时巧妙添加有利于控盐。

糖醋风味多尝试

酸甜风味的菜肴可降低味觉对盐分的要求，建议烹饪时可多尝试。醋的酸味在加热后会变得温润，糖醋调料的黄金比例盐∶糖∶醋为1∶15∶25。

减盐的同时要减糖

很多人做菜时，特别是江南一带的人，很喜欢放糖提鲜，在刚开始学习轻盐烹饪时，往往会单纯地减少盐量，一下子会感到菜的味道怪怪的，其中原因是只减了盐而没有减糖，这样一来甜味就显得很突兀，反而起不到原先提鲜的作用。

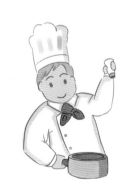

建议减盐的同时也要减糖，让自己的味觉变得敏感，慢慢习惯清淡的口味。

寻找合适的分散剂

在做凉拌菜，特别是色拉时，使用少量的酱汁往往会碰到有无法拌匀的问题，这时建议可在酱汁里添加萝卜泥或苹果泥做分散剂，不妨试试，情况会大不一样。

萝卜泥调味分散剂

做法：

① 萝卜去皮搓成细泥。
② 将萝卜泥放在滤网上沥去水分。
③ 倒入酱油拌匀。

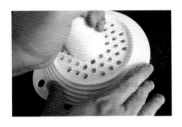

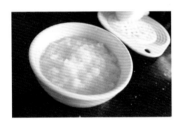

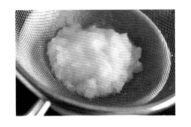

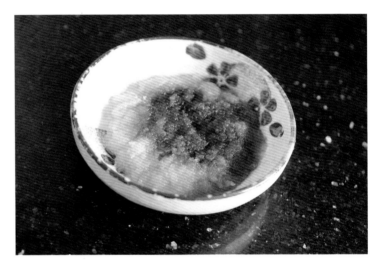

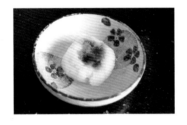

※ 意面水煮不用盐：在煮意面时，一般都会在水中放上一勺盐，要知道100g 的干面在 1.5% 的盐水中煮熟后，会有 1g 的盐粘附在面上，水中放盐是为了使面更有弹性和咬劲，建议尝试用橄榄油替代盐入水煮面，基本可达到相同效果。

蔬菜高汤

TIPS

建议一次熬煮 5 — 10 人份，用不完的高汤可以倒入冰格放入冰箱冷冻。

原料（1 人份）：

卷心菜 50g、洋葱 50g、胡萝卜 50g、水 300ml。

做法：

① 蔬菜洗净切成块状（7-10mm）。
② 放入锅中加水煮沸后，小火煮 60 分钟。

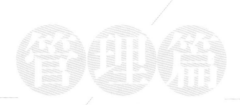

血压管理

控盐管理

血压管理

 人的血压是会变化的吗?

 人的血压一直是在变化的, 起床时、吃饭时、精神压力大时, 血压都会上升……

一天中的变化

血压在早上起床时会大幅上升。

午饭时达到高峰。

傍晚略微下降。

晚上睡着时处于最低并稳定状态。

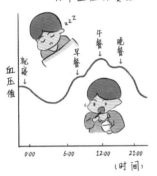

一天中血压的变化

受环境影响的变化

血压在冷热温差较大 (温差在 10℃以上)、季节变换之际、寒冬季节等环境时也会上升。

日常活动中的变化

除了吃饭、饮酒、抽烟、沐浴、上厕所等日常活动外, 当人遇到压力、喜怒悲乐时, 血压也会上升。

正常人群的血压变动幅度通常在 10 ~ 30mmHg, 但老年人和有高血压的人群, 因为血管弹性较差, 血压容易上升, 所以需要特别注意。

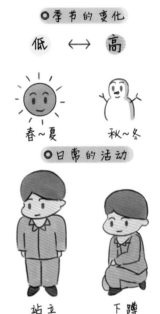

○季节的变化

低 ←→ 高

春~夏   秋~冬

○日常的活动

站立   下蹲

 女性在哪些生理时段更容易出现高血压?

 一般而言, 女性的血压 (收缩压 / 舒张压) 要比同龄男性低 10 ~ 30mmHg, 但是当女性进入某些特殊的生理时期时, 血压则容易上升, 所以需要格外注意血压的变化。

绝经前后

女性在绝经前后, 由于体内激素失衡, 会出现更年期的各种不适症, 自律神经的不稳定会导致血压上升。

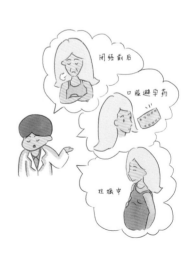

口服避孕药期间

部分口服避孕药有使血压上升的可能性，而且服用时间越长，出现高血压症的风险越高，所以建议服用期间定期监测血压变化。

妊娠期间

虽然一般情况下，妊娠期女性的血压会比妊娠前降低 10 ~ 20mmHg，但是不要因此掉以轻心，有些本来就有肾脏疾患的孕妇仍然很容易出现高血压症。

小知识：正确测量血压的注意点

Q 在家有必要定期测量血压吗？

A 每天在家测量记录血压，作为最真实的数据，对高血压的治疗极为重要。

在家里轻松的状态下测得的血压值最为正确。

有条件的话可以增加测量的次数，使数据更为细致。

通过数据可以了解自己在哪个时间段、进行哪种行动时血压最易上升，可有效避免并发症引发的不测发作。

建议每天早饭前、如厕后测量血压，并且养成记录习惯。有条件的话，还可以记录当时的体重、餐食内容、运动量和身体状况等，这些数据可以在就诊时提交给医生，对医生了解病症正确诊断极为有用。

血压记录表 2015 年 9 月

日期		9月1日	9月2日	9月3日	9月4日
血压 （mmHg）	200				
	190				
	180				
	170				
	160				
	150				
	140				
	130				
	120				
	110				
	100				
	90				
	80				
	70				
	60				
	50				
上		135	142	133	136
下		85	90	83	82
体重（kg）		67	67	66.5	66.5
服药时间		7：30	7：40	7：30	7：30
		19：45	20：00	19：30	20：00
其他			出差		感冒

高血压患者该如何进行治疗？

 纠正不良生活习惯和药物治疗是治疗高血压的两大支柱。

高血压的治疗目的不是单纯减压，而是通过血压的控制，抑制并发症和不幸的发生。治疗方案视病情和患者个体的情况各不相同，但是总体还是以"纠正不良生活习惯"和"药物治疗"这两项为基本方案。

纠正不良生活习惯

高血压的形成与环境因素密切相关，所以纠正不良的生活习惯就变得非常重要。一般我们会建议参照高血压 DASH 的饮食模式，控盐、限脂、均衡饮食，同时减缓精神压力、定期适度运动、戒烟限酒等，但是执行中注意要尽量避免那些难以持续的极端方案。

药物治疗

当生活习惯纠正了一段时间后，仍未达到预期的降压效果，或者并发症发生的可能性较高时，则建议采用药物疗法。降压药主要用于将血压降至目标值或预防并发症。

※ 一般，比较轻的高血压，建议先纠正生活习惯，如果坚持半年到一年仍没有效果再开始药物治疗。而重症高血压并伴有并发症的患者，则建议直接药物治疗，当然同时也需要纠正生活习惯，只有双管齐下才能把血压控制好。

 降压药你会正确服用吗？

 降压药的服用问题，往往会集中在服用时间、送服用水、漏服对策等方面。

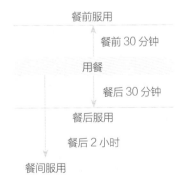

服用时间

一般医生在处方时会告知"餐前""餐后""餐间"等服用时间。而事实上很多患者会对这些专用术语产生误解。比如"餐间"，就有患者会误以为是"就餐中"，往往饭吃到一半，搁下筷子喝药……而事实上，"餐间"是指餐后 2 小时空腹的时候，为此我们做了一张有关服药时间的示意图，希望能给到您一些帮助。

送服用水

一般的药物多注明用适量温水送服，但是有时身边没水，有人就会直接吞咽，这样服用不仅不易使药物成分快速进入血液，还容易黏附在食管上，严重的还会引起食管溃疡。那么你可能会问用可乐、牛奶送服应该没有问题吧？这个虽然没有危险，但是会减少进入血液的药物成分使药效降低，另外需要提醒的是，用西柚汁送服的话，相反会增加进入血液的药物成分扩大药效，也是件很危险的事情。

漏服对策

降压药是需要长期服用的，漏服忘服实属难免。现在的降压药多数是一天1次或一天2次，如果一天1次的话，那么当天想起的任何时候都可以补服；而一天2次的话，建议放弃补服，下次服药时还是按正常药量服用，如果服用2倍的药量，会将血压降得太低，同样会导致危险。

自行停药的危险性

有些患者在服药一段时间后，发现自己血压已经稳定便擅自停药，其实这样的做法非常危险，会招致血压猛升反弹，引发心脑血管并发症的危险。

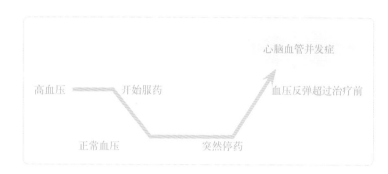

Q 生活习惯的纠正，具体有哪些指导？

A 一般会从饮食、运动等生活习惯方面给出相应的建议。

参照高血压 DASH 饮食模式，养成健康饮食好习惯

1997 年美国一项对高血压的饮食干预模式中首次推荐 DASH（Dietary Approaches to Stop Hypertension）饮食——富含水果、蔬菜和低脂奶制品、减少肉类、饱和脂肪和含糖饮料摄入的饮食模式。试验表明以富含水果、蔬菜、低脂和低胆固醇为特点的膳食可以明显降低血压。

2001 年美国又发表了第二个 DASH- 钠试验的研究结果，发现不论 DASH 饮食组还是对照组，只要减少钠的摄入均可降低血压，而 DASH 饮食结合低钠饮食的降压效果则更为显著。

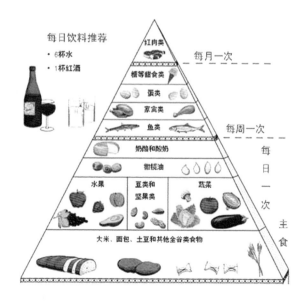

低盐饮食
一天的盐分摄入量控制
在 6g 以内。

控盐　　　慢慢习惯清淡口味

神奇的魔法盐

魔法盐 （用虾干和香菇的鲜味控盐）

原料：

盐 50g、虾干 7g、干香菇 3g。

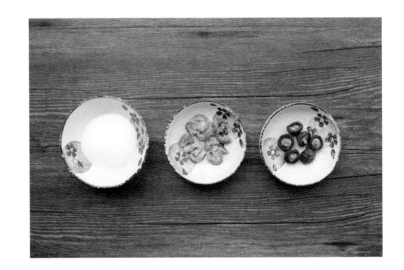

做法：

❶ 用烤箱将食材低温烘干。

❷ 冷却后将①中的食材放入粉碎机中打成粉末状。

❸ 将②和盐混合后装瓶。

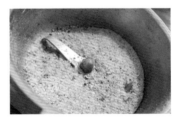

TIPS

上述分量的魔法盐相当于 100g 盐的口感，实际却只用 50g 的盐，为了防止虾壳卡喉咙，研磨时尽可能打细。

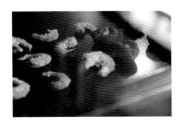

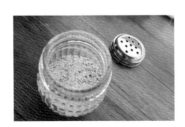

低热量饮食

控制脂肪的摄入量，尤其是红肉，减少饱和脂肪酸的比例，用鱼肉及家禽类代替。建议每日摄入红肉不多于80g（相当于一块正常大小的大排）。红肉包括猪、牛、羊肉。

增加不饱和脂肪酸的摄入，建议每周食用深海鱼4次，每次50～100g。

食用油每天控制在25ml，选择优质植物油。

营养摄入均衡饮食

控制动物蛋白、脂肪、胆固醇和糖分的摄入。

适量摄入优质蛋白质。

多食钾元素丰富的新鲜蔬果和海鲜。

多食维生素、矿物质和膳食纤维丰富的黄绿色蔬菜。

多食有降压和稳定血压功效的高钙食品。

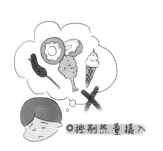

◎控制热量摄入

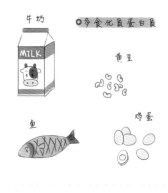

◎多食优质蛋白质
牛奶　黄豆　鱼　鸡蛋

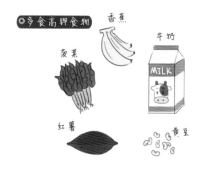

◎多食高钾食物
香蕉　菠菜　牛奶　红薯　黄豆

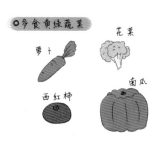

◎多食黄绿蔬菜
萝卜　花菜　西红柿　南瓜

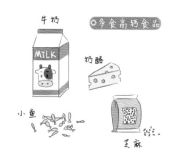

◎多食高钙食品
牛奶　奶酪　小鱼　芝麻

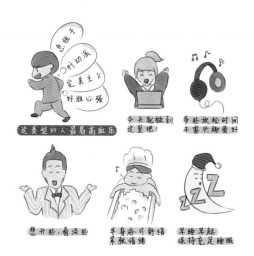

患性子　好冲动疯　完美主义　好胜心强
这类型的人最易高血压
今天就做到这里吧！　多些放松时间　丰富兴趣爱好
想开些，看淡些　半身浴可舒缓紧张情绪　早睡早起保持充足睡眠

让自己学会放轻松！

放慢节奏。

不要力求完美。

多一些轻松时间。

增加兴趣爱好。

早睡早起充足睡眠。

常洗半身温水浴。

放宽心，看淡些，少操心。

戒烟限酒

吸烟对血压而言有百害而无一利，香烟中的尼古丁会刺激肾上腺，分泌出使血压上升的激素，同时还会使交感神经兴奋升高血压，长期吸烟还易使动脉硬化，增加缺血性心脏病和心肌梗死的风险，所以请尽量少抽烟，最好戒烟。

酒的确有活血作用，对降压有一定的作用，但是，过量饮酒却会使血压上升，而酗酒则还会增加罹患心脏疾病的风险。所以饮酒请务必限量。

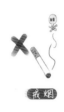

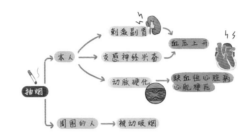

 一餐适量饮酒的标准

- 30°白酒 60 ~ 80 ml。
- 葡萄酒 120 ~ 150 ml。
- 啤酒 300 ~ 400 ml。
- 威士忌酒 70 ml。

以上标准为"适量饮酒"的最大值，实际饮用时建议减半，且放慢饮酒速度为宜。

坚持做一些呼吸平缓的"轻运动"

 "轻运动"的标准

- 运动强度：呼吸平缓，1 分钟心跳在 100 ~ 120 跳之间。
- 运动种类：步行、拉伸、游泳、慢跑、瑜伽、轻缓的肌肉运动等。
- 运动时间：一天 20 分钟以上。
- 运动频度：一周 3 ~ 4 天。

期待效果

期待效果（坚持 1 ~ 2 个月）

- 减肥、降压、预防动脉硬化。
- 舒缓交感神经的紧张，舒张血管，降低血压。
- 减少体液量，增加降压物质。
- 缓解精神压力。

控盐管理

Q 看不见的"盐"藏在哪里?

A 说到看不见的"盐",你可能马上会想到我们常用的酱油、豆瓣酱、腐乳、火锅蘸料等调味品,以及榨菜、腊肉、火腿等腌制食品?没错,这些调料和食品中的确含有较高的盐分。但是你可能没想到的是,一些果蔬汁、面包、挂面、调味麦片、饼干等常见的零食中也藏着不少的盐……所以,在选择食物时,建议多关注包装上营养标签中的钠含量,避免盐分的过多摄入。

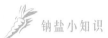 钠盐小知识

膳食钠的来源

· 天然的钠:天然食物、天然调味品。

  如山药的含钠量 5.1mg/100g、牛肉 48.6mg/100g。

· 添加的钠:

· 调味品:食盐(氯化钠)、酱油、面酱、味精(谷氨酸钠)。

· 腌制食品和海产品:咸菜、豆腐乳、虾皮等。

· 面食:小苏打(碳酸氢钠)。

· 其他:食品添加剂(亚硝酸钠)、药物(头孢曲松钠)。

Q 你会看营养标签上的"盐"吗?

A 市售的包装食品和调味料的包装上一般都印有营养标签,选购时我们可以通过其中的钠含量(下图)来了解该产品的含盐量。

项目	每 100 克(g)或 100 毫升(ml)或每份	营养素参考值 % 或 NRV%
能量	千焦(kJ)	%
蛋白质	克(g)	%
脂肪	克(g)	%
碳水化合物	克(g)	%
钠	毫克(mg)	%

其实很简单,只要把钠含量(g)×2.54,得出的数字就是含盐量。

钠和食盐的换算公式

食盐(g)= 钠(g)×2.54

例如,某酱油的营养标签中标注"每 100ml 中含钠 1060mg",按上述公式换算:1.060g(钠)×2.54=2.6924g(盐),可以得出每 100ml 的酱油的含盐量为 2.54g。

Q 吃某一种食物能降压吗？

A 增加一些食物的摄入有助于血压的控制，比如富含钾元素、钙元素和膳食纤维的各种食物，对高血压的防治都有一定的帮助，但是食物毕竟不是药物，单一地大量摄入非但不能降压，相反还易导致营养失衡，所以合理均衡的低盐饮食才是硬道理。

Q 味觉退化的老年人应该如何控盐饮食？

A "妈妈做的菜怎么越来越咸了？"不要质疑妈妈的手艺，多半是她的味觉变得迟钝了。味觉的退化很容易导致盐分摄入过高，这个对老年人来说是件危险的事情，对此我们建议还是要养成称量的习惯，不要单凭味觉添加调料。同时，建议老年人还可以通过科学调理饮食来改善自己的"食不知味"，适当补充些含锌、铁、维生素 A 和烟碱酸的食物来提高自己的味觉。

与味觉相关的四大营养素

锌是食物跟味觉接受体之间的桥梁，如果摄取不足，会影响味觉的敏锐度。富含锌的食物主要有海鲜（尤其是牡蛎）、牛肉、坚果等。

铁则是影响神经传导的重要物质，缺铁会造成味觉退化，所以可多吃富含铁的菠菜、动物内脏。

维生素 A 多存在于黄绿色蔬菜和蛋黄中。

烟碱酸蕴含在内脏或坚果中。

另外，要改变常年养成的生活习惯的确不太容易，如果为了减盐而使自己的老年生活失去了乐趣则得不偿失。对此，我们建议高血压的老年患者以不降低生活品

质为基础，视自己的具体情况，结合医生的建议，采取适当折中的措施。比如低盐饮食，对 75 岁以上老年人而言则不建议极端减盐，如果因此降低了食欲，影响了营养吸收就更不好了。

友情提醒

有高血压的老年人，其实在年轻的时候可能就有不良的生活习惯，所以也提醒各位在年轻时就要注意养成良好的生活习惯，预防高血压的发生。

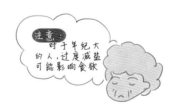
注意：对于年纪大的人，过度减盐可能影响食欲

儿童也需要减盐吗?

 童年的限盐饮食对预防成年高血压有着重要的意义,所以,清淡少盐的饮食习惯应该从儿童期开始!

常听人说"不吃盐,没力气",的确,钠元素是人体不可缺少的一种化学元素,有着调节体内水分、增强神经肌肉兴奋性、维持酸碱平衡和血压的功能。但是钠可以算是自然界中含量最多、分布最广的矿物质,几乎任何食物里都有钠盐的存在。而事实上,孩子对钠的需求很少,0岁到半岁婴儿的钠摄入来源于母乳,半岁至1岁的孩子每天只需要350mg钠,不到成年人的1/5。所以,1岁以内的孩子能够从食物中摄取足够的钠,辅食中最好不要额外加盐或其他含盐调料。

童年的口味影响人的一生,如果从小"重口味",长大后就很难更改。所以家长在为儿童烹制食物时,应尽可能保持食物的原汁原味,让孩子首先品尝和接纳各种食物的自然味道。为了保护儿童较敏感的消化系统,避免干扰或影响儿童对食物本身的感知和喜好,建议儿童时期的膳食要清淡、少盐、少油脂,并避免添加辛辣等刺激性物质和调味品。

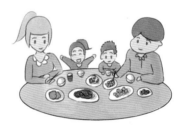

0～18岁膳食钠摄入量参考表(单位:mg)

人群	适宜摄入量(AI)	预防非传染性疾病建议摄入量(PI-NCD)
0 岁～	170	—
0.5 岁～	350	—
1 岁～	700	—
4 岁～	900	1200
7 岁～	1200	1500
11 岁～	1400	1900
14 岁～	1600	2200
18 岁～	1500	2000

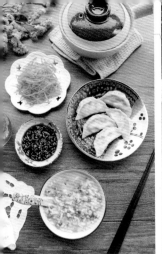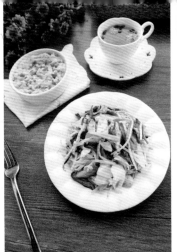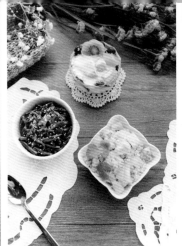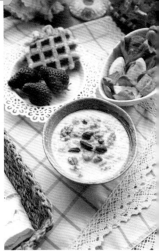

附　录

常见调味品的含盐量

品牌	调味品	每100g					
		热量 (kcal)	蛋白质 (g)	脂肪 (g)	碳水化合物 (g)	钠 (mg)	盐 (g)
莫顿	特粗海盐	101.78	0	0	0	40714	
中盐	海藻精制加碘盐	97.5	0	0	0	39000	0
中盐	无碘海藻精制盐	96.8	0	0	0	38720	0
中盐	天山湖盐	95.4	0	0	0	38140	0
中盐	日晒自然盐	91.7	0	0	0	36664	0
中盐	天日海盐	91.5	0	0	0	36596	0
中盐	深岩富钾盐	86.5	0	0	0	34598	0
中盐	健康平衡盐	77.9	0	0	0	31142	0
海星	加碘精制低钠盐	76.7	0	0	0	30667	0
海星	无碘精制低钠盐	76.7	0	0	0	30667	0
中盐	菇盐固态复合调味料	84	4.1	2	7.4	19100	49.0
太古	优级白砂糖包	406	0	0	99.8	0	0
太古	优级方糖（餐饮装）	405	0	0	99.7	0	0
太古	甘香方糖（赤砂糖）	404	0	0	99.4	0	0
太古	金黄咖啡调糖包	404	0	0	99.4	0	0
豪雄	白砂糖	402	0	0	99.7	0	0

（续表）

品牌	调味品	每100g					
		热量 (kcal)	蛋白质 (g)	脂肪 (g)	碳水化 合物（g）	钠 (mg)	盐 (g)
豪雄	红糖	91	0.7	0	94.5	18	0
闽龙达	黄冰糖	400	0	0	98.5	0	0
闽龙达	块冰糖	405	0	0	99.6	0	0
闽龙达	单晶冰糖	397	0	0	99.3	0	0
佛手	鸡精调味料	249	16.0	0	20.0	23760	60.0
太太乐	鲜味宝调味料	196	26.0	2.0	18.0	22000	55.9
太太乐	鸡精调味料	225	22.0	4.0	24.0	20000	50.8
太太乐	蘑菇精	229	26.0	2.0	26.0	20000	50.8
太太乐	蔬之鲜	229	24.0	4.0	24.0	19000	48.3
冠生园	素易鲜	311	8.0	0	42.0	14220	36.1
家乐	天鲜蔬	229	16.0	2.0	36.0	16100	40.9
家乐	鸡精调味料（新装上市）	215	18.0	4.0	26.0	18000	45.7
家乐	第一品鲜鸡精调味料	206	18.0	2.0	28.0	18300	46.5
安记	黑胡椒粉	366	9.6	2.2	76.9	0	0
安记	白胡椒粉	366	9.6	2.2	76.9	0	0
安记	咖喱粉调味料	226	4.6	3.4	44.1	0	0
乐畅	孜然粉调料	162	1.0	4.0	30.6	8700	22.1
乐畅	辣椒粉	290	15.2	9.5	57.7	100	0.3
乐畅	五香粉	359	1.0	8.0	73.3	27	0.1
乐畅	花椒粉	315	6.7	8.9	66.5	47	0.1
乐畅	黑胡椒粉	400	13.2	6.8	70.5	32	0.1
乐畅	海南白胡椒粉	367	8.1	2.0	78.0	18	0
味好美	椒盐	143	5.0	5.0	50.0	20100	51.1
味好美	嫩肉粉	167	0	0	35.0	20100	51.1
味好美	五香炸鸡配料	308	11.0	2.0	58.0	5230	13.3
味好美	脆皮香酥炸鸡配料	327	13.0	2.0	61.0	3400	8.6
慧嘉	面包糠	361	11.0	0.9	74.0	396	1.0
网尚	面包糠	385	12.6	1.3	79.3	275	0.7
金龙鱼	芝麻油	884	0	100	0	0	0
三添	芝麻油	884	0	100	0	0	0
海天	海天酱油老抽王	127	5.3	0	23.3	8333	21.2
海天	海天酱油金标生抽	70	10.7	0	6.0	7080	18.0
海天	味极鲜特级酱油	80	13.3	0	6.0	6367	16.2
海天	第一道（头道酱油）	89	13.3	0	8.0	6406	16.3

（续表）

品牌	调味品	每100g					
		热量 (kcal)	蛋白质 (g)	脂肪 (g)	碳水化合物 (g)	钠 (mg)	盐 (g)
海天	365 高鲜	92	12.7	0	9.3	6840	17.4
海天	淡盐	94	11.3	0	10.7	4600	11.7
六月鲜	红烧酱油	135	9.3	0	24.0	6300	16.0
六月鲜	特级酱油	80	13.3	0	8.0	5500	14.0
李锦记	草菇老抽	159	10.0	0	29.3	8213	20.9
李锦记	精选生抽	72	8.0	0	8.7	7020	17.8
李锦记	鲜香红烧	148	8.0	0	24.0	6753	17.2
李锦记	金标生抽	51	7.3	0	5.3	6533	16.6
李锦记	锦珍生抽	32	4.0	0	4.0	6280	16.0
李锦记	薄盐醇味鲜酿造酱油	159	9.3	0	27.3	5220	13.3
李锦记	薄盐生抽	118	6.7	0	22.0	4813	12.2
太太乐	鲜鸡汁调味料	135	7.5	9.5	5.0	10000	25.4
太太乐	鲜贝露调味汁	98	9.5	2.8	8.5	10000	25.4
李锦记	蒸鱼豉油	118	6.0	0	21.3	6160	15.6
李锦记	豉油鸡汁（酱烧鸡翅汁）	234	2.0	0	54.7	5373	13.6
凤球唛	鲍鱼汁调味汁	102	3.4	0	20.6	4887	12.4
厨邦	厨邦蚝油	139	2.0	1.3	9.3	5500	14.0
李锦记	财神蚝油	123	2.7	0	27.3	5280	13.4
李锦记	旧庄蚝油	141	5.0	0	29.4	4522	11.5
海天	海天蚝油	80	3.3	0	14.7	4367	11.1
东古	捞拌汁	50	3.3	0	9.0	2300	5.8
东湖	东湖老陈醋（三年陈）	57	2.9	0	6.0	949	2.4
东湖	山西老陈醋	61	3.1	0	6.3	873	2.2
恒顺	恒顺香醋	29	2.8	0	3.2	742	1.9
宁化府益源庆	山西老陈醋（手工八年）	34	2.7	0.3	5.1	600	1.5
宁化府益源庆	山西老陈醋（三年陈酿）	34	2.7	0.3	5.1	600	1.5
恒顺	镇江香醋（六年陈）	38	4.3	0	4.0	575	1.5
东湖	米醋	41	0	0	0.6	396	1.0
丹王	镇江香醋	22	2.5	0	2.9	312	0.8
宝鼎	上海白醋	4	0	0	1.0	358	0.9
鼎丰	白醋	8	0	0	2.0	230	0.6
宝鼎	糟卤	7	1.2	0	0.6	2720	6.9
新博	料酒王	16	0.5	0	3.5	540	1.4
鼎丰	料酒王（精制）	0	0	0	0	480	1.2

（续表）

品牌	调味品	每100g					
		热量 (kcal)	蛋白质 (g)	脂肪 (g)	碳水化合物 (g)	钠 (mg)	盐 (g)
亨氏	番茄酱	120	0.9	0	28.8	1010	2.6
梅林	番茄沙司	91	1.3	0	21.0	699	1.8
梅林	番茄酱	62	3.0	0.6	11.0	100	0.3
味好美	麻辣川味酱	330	8.5	27.3	10.3	3720	9.4
味好美	油咖喱	257	2.7	23.7	6.0	1260	3.2
味好美	泰式甜辣酱	111	0.7	0	25.2	1180	3.0
美国辣椒仔	原味辣椒汁	8	0.8	0	1.2	662	1.7
好侍	青芥辣酱	228	2.3	9.2	34.8	3510	8.9
清水	青芥辣	294	4.2	5.4	55.5	1535	3.9
韩式	韩式黄豆酱	155	9.2	1.4	15.0	5958	15.1
海天	海天黄豆酱	137	9.3	2.0	16.7	4660	11.8
李锦记	豆瓣酱	65	3.5	1.2	7.6	7212	18.3
6月香	豆瓣酱	139	12.0	4.7	12.0	4127	10.5
老干妈	牛肉末豆豉油辣椒	605	10.2	60.8	6.4	2585	6.6
小康	可口剁椒	56	1.3	0	11.8	1704	4.3
窖廊	糖桂花	282	1.1	0	67.5	1220	3.1
好侍	咖王咖喱（中辣）	521	6.8	35.8	43.0	4550	11.6
好侍	百梦多咖喱（原味）	541	5.2	39.1	42.2	4070	10.3
好侍	味嘟嘟咖喱（鸡肉微辣）	68	3.0	2.7	8.0	409	1.0
百味来	红辣椒风味番茄意面调味酱	54	1.4	3.1	5.2	400	1.0
百味来	罗勒风味番茄意面调味酱	58	1.6	2.7	6.8	400	1.0
四季宝	花生酱（柔滑）	608	24.3	47.0	21.8	520	1.3
四季宝	花生酱（颗粒）	611	25.2	48.9	16.0	492	1.2
雀巢	鹰唛炼奶（原味）	332	7.7	8.1	56.5	130	0.3
雀巢	鹰唛炼奶（巧克力味）	332	7.2	8.5	56.0	116	0.3
丘比	蓝莓果酱	258	0	0	62.5	59	0.1
味好美	草莓果酱	270	0	0	65.7	15	0
味好美	什锦果酱	271	0	0	66.6	14	0

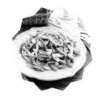
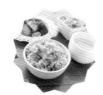
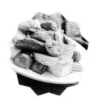

（续表）

品牌	调味品	每100g					
		热量 （kcal）	蛋白质 （g）	脂肪 （g）	碳水化 合物（g）	钠 （mg）	盐 （g）
丘比	沙拉汁日式口味	184	2.2	12.0	16.5	1878	4.8
丘比	千岛酱	473	0.8	43.4	19.0	1302	3.3
丘比	沙拉汁（凯撒沙拉口味）	370	1.0	36.4	9.2	1278	3.2
丘比	沙拉汁（焙煎芝麻）	412	2.2	38.3	13.8	1273	3.2
丘比	沙拉酱（香甜，卡路里减半）	308	0.6	27.6	13.5	1171	3.0
丘比	沙拉酱	700	2.5	75.8	1.8	746	1.9
丘比	沙拉酱（香甜味）	617	0.6	63.4	10.3	618	1.6
家乐浓汤宝	清鸡靓汤口味	86	6.0	5.0	4.0	9920	25.2
家乐浓汤宝	菌菇靓汤口味	76	5.0	3.0	7.0	8830	22.4
家乐浓汤宝	猪骨浓汤口味	156	8.4	10.3	7.5	7523	19.1
家乐浓汤宝	牛肉浓汤口味	174	7.5	13.1	6.5	7280	18.5
家乐浓汤宝	老母鸡汤口味	212	3.7	17.8	6.5	7215	18.3
史云生浓醇高汤	清鸡高汤	141	5.5	10.9	5.5	9545	24.2
史云生浓醇高汤	肉骨高汤	120	7.3	6.4	8.2	9182	23.3
史云生原汁上汤	肉骨上汤	9	0	0.7	0.7	420	1.1
史云生原汁上汤	清鸡上汤	2	0.6	0	0	405	1.0
川崎	火锅调料（麻辣）	217	5.8	6.4	31.2	3114	7.9
小肥羊	火锅底料（辣汤）	315	6.9	25.0	16.1	8197	20.8
小肥羊	火锅底料（清汤）	240	6.6	20	9.1	3000	7.6

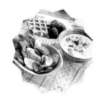 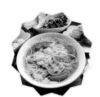 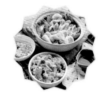 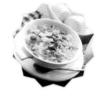

常见预包装食品含盐量

品牌	食品名称	每100g					
		热量 (kcal)	蛋白质 (g)	脂肪 (g)	碳水化 合物（g）	钠 (mg)	盐 (g)
锐滋	花生牛奶巧克力玲珑杯	545	9.4	29.7	60	251	0.6
锐滋	花生牛奶巧克力棒	533	10.9	30.2	54.7	143	0.4
健达 Kinder	巧克力倍多（夹心牛奶巧克力）	567	8.6	35.2	53.3	124	0.3
德芙	白巧克力	561	8.3	35.8	52.8	116	0.3
健达 kinder	缤纷乐（牛奶榛果威化巧克力）	580	8.6	38.1	50.5	110	0.3
德芙	牛奶巧克力	543	6.1	31.8	59.9	96	0.2
德芙	榛仁果粒	541	6.3	31.9	58.5	85	0.2
m&m's	牛奶巧克力豆	478	4.8	19.0	69.4	77	0.2
费列罗	榛果威化巧克力	587	8.0	42.4	44.0	48	0.1
德芙	黑巧克力	542	5.1	33.7	59.8	15	0
好时	牛奶巧克力	531	8.5	31.3	54.0	105	0.3
好时	扁桃仁牛奶巧克力	538	10.5	33.5	49.0	88	0.2
好时	黑巧克力	549	6.8	36.8	47.8	30	0.1
士力架	花生夹心巧克力	485	8.6	24.0	58.3	238	0.6
雀巢	脆脆鲨（花生）	513	5.1	29.9	55.2	255	0.6
雀巢	脆脆鲨（黑芝麻夹心）	513	5.1	29.9	56.2	80	0.2
雀巢	脆脆鲨（巧克力）	513	5.1	29.9	56.2	46	0.1
雀巢	脆脆鲨（奶香）	525	3.9	29.1	62.0	46	0.1
雀巢	脆脆鲨（抹茶）	525	3.9	29.1	62.0	46	0.1
嘉顿	威化饼干（牛奶）	592	6.3	40.5	51.4	260	0.7
嘉顿	威化饼干（草莓）	589	6.3	40.1	51.3	227	0.6
格力高	巧心柔松软蛋糕口感	471	7.3	23.4	56.6	278	0.7
格力高	百奇（巧克力）	491	7.8	23.2	60.8	272	0.7
格力高	星奇（夹心饼干牛奶味）	533	5.5	30.2	58.7	225	0.6
格力高	奇蒂（巧克力）	528	5.9	29.6	58.4	209	0.5
格力高	菜园小饼（比萨味）	517	8.8	29.5	52.3	730	1.9
格力高	菜园小饼（葱辣味）	515	7.9	29.5	53.0	768	2.0
闲趣	装饰饼干（香焙海苔味）	491	8.0	24.0	58.8	700	1.8
Mixx	炼奶起士味饼干	465	9.8	15.4	71.2	640	1.6
闲趣	韧性饼干（自然清咸原味）	491	8.0	24.0	58.8	580	1.5
闲趣	轻柔夹心饼干（雪融芝士味）	508	7.0	29.0	55.0	560	1.4
太平	太平梳打饼干（奶盐）	479	8.3	20.1	64.4	551	1.4

（续表）

品牌	食品名称	每100g					
		热量 (kcal)	蛋白质 (g)	脂肪 (g)	碳水化 合物（g）	钠 (mg)	盐 (g)
太平	太平梳打饼干（芝麻）	478	8.4	19.9	64.3	548	1.4
太平	太平梳打饼干（香葱）	485	8.0	21.6	62.9	518	1.3
康师傅	美味酥（咸饼干）	495	9.0	22.0	65.0	500	1.3
太平	太平梳打饼干（海苔）	487	8.2	21.9	62.6	472	1.2
3+2	苏打夹心饼干	501	6.0	24.0	65.0	450	1.1
奥利奥	原味夹心	486	4.8	22.5	65.0	420	1.1
康师傅	蛋黄也酥酥（蛋黄饼干）	482	8.0	20	67.0	400	1.0
趣多多	大块曲奇（大块巧克力味）	505	5.0	26.5	60	390	1.0
趣多多	巧克力曲奇饼干（原味）	502	5.1	25.0	62.5	380	1.0
趣多多	软式甜饼（经典巧克力味）	467	3.8	21.7	62.7	340	1.0
优冠	牛奶香脆饼干	473	7.5	19.5	65.0	350	0.9
达能	王子夹心饼干	495	5.1	24.0	64.5	350	0.9
达能	王子酥性饼干	502	7.0	23.0	66.0	281	0.7
好吃点	香脆核桃饼	509	6.6	32.0	48.0	270	0.7
丰灵 Tipo	面包干	489	8.0	24.0	60	250	0.6
皇冠	丹麦曲奇	509	6.2	24.3	66.2	197	0.5
Kjeldsens	丹麦蓝罐曲奇	515	5.7	26.4	62.8	170	0.4
思朗	纤麸高纤消化饼干	486	9.3	24.5	56.9	154	0.4
思朗	纤麸无添糖花生消化饼干	524	8.8	27.6	60.1	106	0.3
金冠	黑糖话梅硬糖	500	0.6	28.6	60.1	1119	2.8
伊利	牛奶片	481	15.7	22.9	52.4	540	1.4
怡口莲	巧克力味夹心太妃糖	477	4.1	21.2	66.9	140	0.4
阿尔卑斯	冰激凌棒棒糖	436	0	9.6	85.8	129	0.3
春光	特制椰子糖	454	1.9	12.4	82.9	96	0.2
大白兔	奶糖	430	4.4	9.0	81.7	59	0.1
彩虹糖	原果味	416	0	5.0	91.4	22	0.1
益达	木糖醇无糖口香糖	205	0	0	85.7	36	0.1
喜之郎	CICI 果汁果冻	72	0	0	14.5	50	0.1
口水娃	兰花豆	481	20.5	31.4	29.4	1158	2.9
口水娃	多味花生	502	12.9	32.0	41.1	1158	2.9
惠宜	麻辣花生	640	18.5	53.5	22.5	685	1.7
惠宜	咸味花生	648	20.5	51.5	21.0	350	0.9
福美达	鱼皮花生	438	13.9	13.4	63.3	395	1.0
华味亨	多味花生	585	10.1	49.6	25.8	182	0.5

（续表）

品牌	食品名称	每 100g					
		热量 (kcal)	蛋白质 (g)	脂肪 (g)	碳水化合物 (g)	钠 (mg)	盐 (g)
华味亨	奶油味甜话梅	170	3.0	1.7	35.2	13440	34.1
梅饴馆	蜂蜜老梅干	201	4.9	0	37.9	12100	30.7
梅饴馆	黑糖老梅干	179	4.6	0	32.3	11900	30.2
梅饴馆	炭烧熟梅	198	9.8	0	32.4	10700	27.2
梅饴馆	薄荷老梅干	203	3.6	0	41.8	9820	24.9
梅饴馆	陈皮老梅干	196	4.8	0	35.4	8590	21.8
同享	九制杨梅	238	1.8	0	55.8	1306	3.3
华味亨	九制陈皮梅	275	0.6	0.8	65.4	1133	2.9
同享	九制乌梅	300	0	1.7	69.6	306	0.8
同享	九制梅肉	343	1.0	1.4	80.3	290	0.7
华味亨	盐津葡萄	255	2.9	1.1	57.4	56	0.1
佳宝	九制陈皮	192	0	1.0	45.0	8000	20.3
佳宝	无花果	266	1.2	1.0	62.0	3200	8.1
维之王	山楂凉果	266	1.3	0	65.2	590	1.5
维之王	山楂蜜饯	235	0.9	0	57.9	590	1.5
维之王	山楂片	347	0.9	0	85.9	590	1.5
惠宜	山楂羹	349	0.6	0	85.1	115	0.3
惠宜	地瓜干	237	1.7	0	56.6	101	0.3
维之王	山楂软糕	177	0	0	43.4	34	0.1
怡达	果丹皮	344	0	1.2	82.0	20	0.1
惠宜	山楂条	370	0.6	0	90.4	15	0
怡达	山楂饼儿	360	0	4.0	80	8	0
好想你	即食枣	294	4.2	1.6	65.7	82	0.2
百事乐事（袋装）	薯片（墨西哥鸡汁番茄味）	516	6.0	30	54.3	720	1.8
百事乐事（袋装）	薯片（得克萨斯烧烤味）	518	6.0	30.3	54.0	657	1.7
百事乐事（袋装）	薯片（意大利香浓红烩味）	518	6.0	30.3	54.0	677	1.7
百事乐事（袋装）	薯片（原味）	527	5.7	32.0	53.0	513	1.3
百事乐事（袋装）	薯片（酸奶味）	515	5.3	30.0	54.7	503	1.3

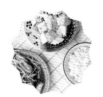
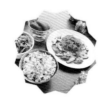
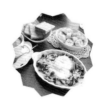
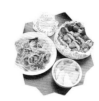

（续表）

品牌	食品名称	每100g					
		热量 (kcal)	蛋白质 (g)	脂肪 (g)	碳水化合物 (g)	钠 (mg)	盐 (g)
百事乐事（袋装）	薯片（黄瓜味）	518	5.7	30.0	55.0	447	1.1
百事乐事（罐装）	无限薯片（嗞嗞烤肉味）	540	5.3	32.7	55.0	787	2.0
百事乐事（罐装）	无限薯片（鲜浓番茄味）	541	5.0	32.7	55.7	783	2.0
百事乐事（罐装）	无限薯片（原味）	542	5.0	33.0	55.3	633	1.6
好丽友	呀！土豆（蜂蜜黄油味）	535	3.9	30.7	60.9	574	1.5
好丽友	呀！土豆（番茄酱味）	527	4.0	29.1	62.4	586	1.5
好丽友	好友趣薯片厚片（韩国泡菜味）	545	6.2	32.4	67.3	841	2.1
好丽友	好友趣薯片厚片（多汁牛排味）	549	6.2	33.5	55.9	754	1.9
好丽友	好友趣薯片厚片（纯香原味）	546	6.8	32.7	56.5	662	1.7
好丽友	好友趣大凹凸（醇香番茄味）	550	6.4	34.7	53.6	558	1.4
好丽友	好友趣大凹凸（蜂蜜黄油味）	550	6.3	33.7	55.7	453	1.2
好丽友	薯愿（香烤原味）	505	4.8	25.8	63.3	782	2.0
好丽友	薯愿（红酒牛排味）	501	5.1	24.9	64.1	708	1.8
好丽友	薯愿（清新番茄味）	500	5.1	24.9	63.7	661	1.7
上好佳	芝士条	439	7.0	12.7	73.3	867	2.2
上好佳	洋葱圈	488	6.7	23.3	64.0	833	2.1
上好佳	薯条	463	6.0	20.3	63.7	800	2.0
上好佳	鲜虾片	471	7.0	21.3	62.7	667	1.7
浪味仙	蔬菜口味	514	3.0	28.0	59.0	800	2.0
Doritos 多力多滋	玉米片烧烤口味	506	7.0	24.7	60.3	900	2.3
波力	渔趣	324	16.8	2.8	57.0	2175	5.5
波力	海苔	366	35.0	4.0	46.0	1870	4.7
成京	调味海苔	580	24.2	42.6	3.6	1725	4.4
口口香	酱鸭脖	239	35.5	10.5	0.6	2350	6.0
立丰	沙嗲牛肉干（纯牛腿肉）	335	39.0	4.0	34.7	2010	5.1
立丰	五香牛肉干（纯牛腿肉）	398	37.5	8.3	25.0	1640	4.2
天喔	猪肉脯（原味）	391	30.2	13.9	32.9	1640	4.2
天喔	猪肉脯（香辣）	389	30.0	11.4	34.8	1540	3.9

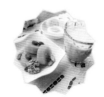
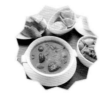
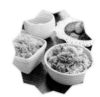

（续表）

品牌	食品名称	每100g					
		热量（kcal)	蛋白质（g)	脂肪（g)	碳水化合物（g)	钠（mg)	盐（g)
新东阳	猪肉松肉粉松	477	32.2	19.7	42.2	1171	3.0
新东阳	海苔肉松肉粉松	464	29.5	19.7	41.9	1110	2.8
新东阳	儿童肉松肉粉松	476	30.6	19.7	43.7	917	2.3
祖名	香逗干（肉汁味卤汁豆干）	307	15.0	23.5	9.0	818	2.1
来伊份	香瓜子	464	23.7	37.2	8.4	1022	2.6
阿明	菊花香瓜子	584	30.5	44.4	16.2	844	2.1
来伊份	奶油味瓜子	533	30.2	45.2	10.5	810	2.1
华味亨	煮瓜子	471	23.6	29.8	27.5	734	1.9
洽洽	香瓜子	599	27.0	50.2	16.5	618	1.6
洽洽	小而香西瓜子（奶油味）	575	33.5	47.0	12.2	540	1.4
阿明	话梅味西瓜子	531	35.5	31.5	25.9	456	1.2
来伊份	香炒南瓜子	593	30.2	45.7	13.2	332	0.8
正林	西瓜子	553	36.7	42.7	3.2	310	0.8
阿明	奶油味白瓜子	583	34.1	43.8	13.7	194	0.5
来伊份	原味香瓜子	586	25.6	48.5	10.1	50	0.1
洽洽	原香瓜子	611	27.4	51.8	15.8	8	0
华味亨	小核桃仁	700	6.6	67.0	19.9	977	2.5
华味亨	手剥山核桃	728	7.2	72.5	14.1	960	2.4
华味亨	碧根果仁	721	7.9	69.6	18.1	774	2.0
华味亨	手剥碧根果	700	9.1	67.9	13.0	756	1.9
华味亨	扁桃仁	646	17.8	59.6	11.6	355	0.9
维他奶	巧克力豆奶	63	1.7	1.9	9.6	60	0.2
维他奶	原味豆奶	47	2.0	1.4	6.5	35	0.1
维他奶	香草豆奶	54	1.0	1.5	9.0	26	0.1
雀巢咖啡	摩卡	56	1.7	2.3	7.2	76	0.2
雀巢咖啡	拿铁	60	2.0	2.2	7.9	68	0.2
农夫山泉	打奶茶（抹茶）	46	1.1	1.4	7.2	54	0.1
统一	阿萨姆奶茶	55	0.6	1.7	9.2	50	0.1
宝矿力水特		26	0	0	6.6	49	0.1
佳得乐	运动饮料（柠檬味）	24	0	0	6.0	45	0.1
康师傅	茉莉清茶	18	0	0	4.5	27	0.1
农夫山泉	水溶C100（柠檬味）	38	0	0	9.4	27	0.1
统一	绿茶	16	0	0	4.0	22	0.1
统一	冰红茶	39	0	0	9.6	20	0.1

品牌	食品名称	每100g					
		热量 (kcal)	蛋白质 (g)	脂肪 (g)	碳水化 合物（g）	钠 (mg)	盐 (g)
可口可乐	雪碧	46	0	0	11.0	19	0
可口可乐	美汁源果粒橙	43	0	0	10.3	15	0
可口可乐	可口可乐	43	0	0	10.6	12	0
椰树牌	椰汁	50	0.6	2.0	7.0	10	0
Dole 都乐	橙汁	43	0.6	0	9.8	0	0
和其正	凉茶	32	0	0	7.5	0	0
王老吉	凉茶植物饮料	34	0	0	8.4	0	0
加多宝	凉茶植物饮料	36	0	0	9.1	0	0
雀巢	咖啡伴侣	534	3.3	33.3	56.7	500	1.3
可比克	摩卡	467	8.7	17.6	68.6	408	1.0
福牌	强化上海麦乳精	432	6.0	7.0	85.0	380	1.0
麦斯威尔	香醇咖啡粉	320	20.2	1.3	37.3	336	0.9
雀巢	美禄	393	8.6	2.7	82.3	302	0.8
阿华田	营养麦芽蛋白型固体饮料	397	5.3	7.7	75.8	300	0.8
福牌	传统乐口福	431	6.3	7.3	84.0	300	0.8
可比克	拿铁	459	6.0	15.6	73.1	238	0.6
可比克	卡布奇诺	457	5.0	16.3	72.8	237	0.6
太古	姜汁红糖	382	0	0	94.0	200	0.5
太古	阿胶红糖	396	0.6	0	96.9	200	0.5
立顿	奶茶	430	4.6	8.0	82.3	200	0.5
雀巢	雀巢金牌咖啡粉	335	20.0	0	50.0	150	0.4
南国	速溶椰子粉	462	1.4	16.0	76.0	100	0.3
雀巢	哥式柔醇咖啡粉	363	16.4	0	73.0	97	0.2
香飘飘	奶茶	269	1.5	9.4	44.4	84	0.2
菓珍	甜橙味	399	0	0	95.0	80	0.2
高乐高	浓香巧克力味营养饮品固体饮料	356	5.0	2.6	77.0	56	0.1
立顿	清新柠檬风味茶固体饮料	397	0	0	98.9	28	0.1
立顿	蜂蜜绿茶固体饮料	397	0	0	98.0	20	0.1
立顿	温润红茶	0	0	0	0	0	0
家乐氏	玉米片	375	7.0	0.8	82.4	667	1.7
家乐氏	谷维滋	372	6.0	4.0	76.0	580	1.5
雀巢	脆谷乐	390	7.9	3.2	79.1	387	1.0
雀巢	可可味滋滋	403	9.0	4.7	78.2	200	0.5
雀巢	蛋奶星星	398	7.0	4.7	79.3	119	0.3

（续表）

品牌	食品名称	每100g 热量 (kcal)	蛋白质 (g)	脂肪 (g)	碳水化合物 (g)	钠 (mg)	盐 (g)
冠生园	蜂蜜	347	0	2.5	79.8	25	0.1
荷兰乳牛	多维营养奶粉	476	21.5	24.0	46.5	320	0.8
荷兰乳牛	中老年配方奶粉	474	18.5	21.0	52.5	270	0.7
超级	麦片（原味）	417	4.5	8.5	78.6	310	0.8
超级	麦片（不加蔗糖）	417	5.0	9.0	77.0	280	0.7
智力	中老年豆奶粉	428	15.0	8.0	73.0	200	0.5
维维	豆奶	434	16.8	13.2	59.2	150	0.4
南方	黑芝麻糊	402	7.0	10.0	70.0	100	0.3
多力	黑芝麻糊	414	7.0	7.2	79.6	48	0.1
益健食品	西湖藕粉	430	0	1.0	75.0	20	0.1
桂格	即食燕麦片	388	12.0	8.0	60.5	8	0
生和堂	龟苓膏	41	0	0	10.1	70	0.2
银鹭	桂圆莲子八宝粥	67	2.0	1.2	12.0	55	0.1
娃哈哈	桂圆莲子八宝粥	69	1.3	0.9	12.5	52	0.1
娃哈哈	木糖醇营养八宝粥	48	1.3	0.6	6.5	40	0.1
梅林	真的八宝粥	72	1.3	1.0	14.0	25	0.1
梅林	真的绿豆汤	50	1.0	0.8	9.5	25	0.1
康师傅	妙芙蛋糕（巧克力）	450	5.4	30.3	39.5	400	1.0
康师傅	妙芙蛋糕（香芋牛奶）	433	5.4	26.6	43.2	350	0.9
康师傅	蛋酥卷	542	8.0	31.6	56.7	200	0.5
徐福记	沙琪玛	524	7.8	31.0	53.0	201	0.5
台尚	沙琪玛	545	7.8	35.4	45.3	198	0.5
旺旺	厚烧海苔	507	5.3	25.0	65.0	850	2.2
旺旺	仙贝	493	4.6	21.0	71.0	750	1.9
旺旺	雪饼	482	4.4	18.5	74.0	650	1.7
旺旺	大米饼	545	3.5	32.5	59.9	650	1.7
徐福记	米格玛	550	4.5	33.1	58.9	470	1.2
长鼻王	蛋黄口味	559	7.0	38.0	48.0	388	1.0

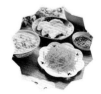
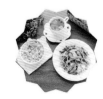
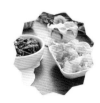
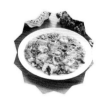

（续表）

品牌	食品名称	每100g					
		热量 (kcal)	蛋白质 (g)	脂肪 (g)	碳水化合物 (g)	钠 (mg)	盐 (g)
长鼻王	膨化夹心卷（草莓口味）	555	4.8	38.0	49.2	120	0.3
米老头	青稞麦饼	514	4.0	25.0	67.4	57	0.1
米老头	满嘴香米通	511	2.0	25.0	68.9	57	0.1
香脆酥	宫廷桃酥	636	6.5	32.5	33.2	542	1.4
曼克顿	强化营养面包（咸香）	286	10.1	3.5	46.1	419	1.1
曼克顿	强化营养面包（甜香）	293	10.5	4.1	52.7	384	1.0
曼克顿	强化营养面包（全麦）	256	10.0	3.0	46.4	373	0.9
好丽友	好丽友派	439	4.1	18.2	64.1	306	0.8
丹夫	华夫饼	471	7.0	26.2	51.0	304	0.8
达利园	法式小面包	340	9.0	8.5	55.0	276	0.7
好丽友	Q蒂多层蛋糕（榛子巧克力）	489	6.1	30.0	48.9	189	0.5
达利园	法式软面包	399	8.3	20.0	45.0	240	0.6
好丽友	蛋黄派	451	6.1	25.2	50.0	196	0.5
好丽友	提拉米苏	457	6.1	27.0	47.8	183	0.5
好丽友	Q蒂多层蛋糕（摩卡巧克力）	474	5.7	27.5	51.1	175	0.4
达利园	瑞士卷	424	5.6	25.0	43.0	175	0.4
乐天	草莓派	455	5.3	22.7	56.4	75	0.2
阿根发	云片糕	394	4.1	7.3	77.0	178	0.5
荷美尔	经典生煎德式香肠	208	13.3	16.0	3.0	2000	5.1
荷美尔	经典美式火腿片	118	18.2	4.5	0.8	1546	3.9
双汇	台式烤香肠	196	13.5	9.0	15.0	1300	3.3
荷美尔	超值博洛尼亚风味香肠	203	11.4	14.0	8.0	1032	2.6
雨润	雨润盐方	225	11.0	13.2	15.7	998	2.5
雨润	精选培根	231	14.5	18.0	3.2	886	2.3
雨润	烟熏火腿	117	19.7	3.6	1.3	866	2.2
雨润	无淀粉火腿	155	17.4	7.0	5.4	835	2.1
雨润	骨汤味火腿	138	16.2	4.3	8.3	811	2.1
荷美尔	超值精选培根	224	15.6	17.3	1.8	805	2.0

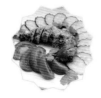
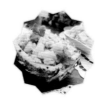
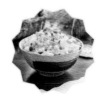
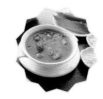

（续表）

品牌	食品名称	每100g					
		热量(kcal)	蛋白质(g)	脂肪(g)	碳水化合物(g)	钠(mg)	盐(g)
荷美尔	经典生煎西班牙香肠	236	12.7	19.9	2.0	745	1.9
荷美尔	经典精肉培根	169	17.0	10.4	2.0	740	1.9
金锣	王中王优质火腿肠	193	12.5	11.5	10.0	660	1.7
荷美尔	经典奶酪香肠	233	17.0	13.1	2.0	600	1.5
鹰金钱	豆豉鲮鱼	342	19.8	22.6	15.0	1179	3.0
鹰金钱	金豆豉鲮鱼奖	419	20.1	35.6	5.4	916	2.3
鲜得味	金枪鱼（豉汁）	136	17.0	6.0	0.8	910	2.3
鲜得味	金枪鱼（香辣）	133	18.0	5.0	4.7	675	1.7
鲜得味	金枪鱼（茄汁口味）	111	11.3	0.4	18.5	625	1.6
鲜得味	金枪鱼罐头（纯黄豆油浸块状）	180	23.0	10.0	0	475	1.2
鲜得味	金枪鱼罐头（水浸）	85	20	0.6	0	475	1.2
鲜得味	金枪鱼（四季沙拉）	81	9.0	3.0	7.7	475	1.2
梅林	午餐肉罐头	244	10.0	21.8	2.7	858	2.2
安佳 Anchor	有盐黄油	724	0.6	81.4	0.6	600	1.5
WESTGOLD	有盐黄油	724	0.6	81.5	0.6	480	1.2
WESTGOLD	无盐黄油	741	0.6	83.2	0.6	10.0	0
多美鲜	无盐黄油	737	0	82.9	0	0	0
光明	原味再制干酪	302	16.8	25.6	1.7	795	2.0
百吉福	小三角奶酪	289	9.0	26.0	4.0	718	1.8
光明	优倍牛奶	65	3.4	3.4	5.2	68	0.2
光明	畅优酸奶	83	2.8	2.9	11.4	60	0.2
味全	活性乳酸菌饮品	66	1.1	0	15.1	22	0.1
养乐多	活菌型乳酸菌乳饮品	69	1.2	0	15.7	19	0
陈克明	清汤挂面	346	11.0	1.5	70.0	1200	3.0
百味来	硬质小麦意大利通心粉	361	10.9	1.5	73.3	0	0
味千拉面	猪骨汤	164	6.2	14.5	2.7	8350	21.2
味千拉面	面条	288	10.1	0	60.8	284	0.7
味千拉面	调味料	811	1.3	85.8	11.6	0	0
湾仔码头	汤料包	373	0	0	22.0	27460	69.7
湾仔码头	上汤小云吞（云吞）	261	6.1	7.0	30.0	500	1.3
湾仔码头	菜肉大馄饨（大馄饨）	163	7.2	5.2	21.6	471	1.2
湾仔码头	荠菜猪肉水饺	204	6.9	10.2	17.3	475	1.2
思念	猪肉香菇水饺	223	5.5	14.8	17.1	548	1.4
康师傅	红烧牛肉面（调料包）	507	12.5	40.0	25.1	6212	15.8

（续表）

品牌	食品名称	每100g					
		热量 (kcal)	蛋白质 (g)	脂肪 (g)	碳水化 合物 (g)	钠 (mg)	盐 (g)
康师傅	红烧牛肉面（面饼）	483	8.7	20.6	65.2	855	2.2
统一	老坛酸菜牛肉面	419	6.8	22.9	45.6	2300	5.8
统一	汤达人豚骨拉面	439	8.6	23.5	47.0	1980	5.0
农心	辛拉面	453	6.9	19.5	62.2	1849	4.7
咸亨	玫瑰腐乳	167	10.5	7.2	10.3	3900	9.9
广和	腐乳	81	8.6	1.7	7.6	3449	8.8
咸亨	红方	189	9.2	6.8	17.6	3300	8.4
乌江	榨菜片	30	1.5	0.8	1.7	2361	6.0
乌江	榨菜丝	25	1.3	0.7	1.2	2165	5.5
饭扫光	野竹笋	406	2.4	41.2	5.5	2200	5.6
饭扫光	野香菌	373	3.2	35.8	7.8	2056	5.2
蓬盛	香港橄榄菜	473	4.0	39.0	28.0	2480	6.3
大茂	菜心	78	2.0	0	17.2	1370	3.5
和路雪	可爱多（非常草莓口味冰激凌）	275	2.5	12.5	37.8	121	0.3
和路雪	可爱多（芒果酸奶口味冰激凌）	282	2.7	13.4	37.6	121	0.3
和路雪	可爱多（牛奶巧克力口味冰激凌）	316	2.8	16.9	37.8	116	0.3
光明	三色杯	166	2.7	8.1	20.0	86	0.2
梦龙	卡布基诺口味冰激凌	339	3.4	22.7	30.6	84	0.2
梦龙	香草口味冰激凌	342	3.0	23.4	29.8	70	0.2
伊利	小雪生雪糕	189	1.7	12.0	18.6	62	0.2
光明	白雪冰砖（香草味冰激凌）	167	2.7	8.4	20.0	58	0.1
八喜	香草口味冰激凌	187	3.4	10.3	20.3	50	0.1
八喜	草莓口味冰激凌	187	2.8	8.1	25.7	45	0.1
八喜	巧克力口味冰激凌	185	3.5	9.6	20.9	43	0.1

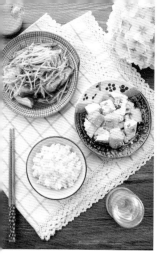
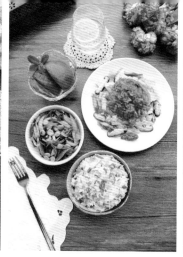
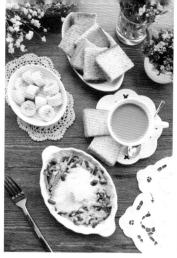
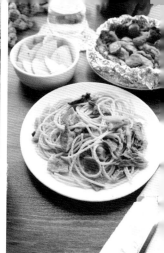

菜谱索引

（按拼音排序）

高血压记录表

日期		
血压	200	
	190	
	180	
	170	
	160	
	150	
	140	
	130	
	120	
	110	
	100	
	90	
	80	
	70	
	60	
	50	
	上	
	下	
体重		
服药时间		
其他		